原因不明の体の不調は「舌ストレス」だった

咬み合わせ治療の名医が語る「舌」と「歯」と「健康」

医療法人社団健幸会理事長・
安藤歯科クリニック院長
安藤正之
Masayuki Ando

かざひの文庫

はじめに

今、世の中には現代病があふれています。

現代病とは、読んで字のごとく、昔には無かった病気のことをいいます。では、なぜ現代病があふれているのでしょう？

それは、現代人が人間としての、あるいは動物としての機能を失うような生活をしているからです。

そのひとつが、咀嚼回数の減少です。

現代人の咀嚼回数は、卑弥呼の時代の約6分の1以下です。その結果、現代人はあごが小さくなり、歯のアーチの形や大きさもずいぶん狭く、小さくなっています。

同時に、歯が磨耗しなくなり、生えてきたときのまま鋭利に尖っている歯が非常に増えています。また、その一方で栄養状態がよくなり、大きすぎる歯「巨大歯」を持つ人も増えています。

これは、歯のアーチの中で暮らしている「舌」にとっては大変なストレスです。

狭い部屋の中で、尖った巨大な歯に当たらないよう、おびえ、逃げ惑っているところを想像してください。現代人の多くが、多かれ少なかれ、こうした舌ストレスを抱えているのです。

ところが、そのことに気づいている人は、ほとんどいません。まして、この舌ストレスが、肩や首のこりをはじめとする、さまざまな不定愁訴につながっていることに気づいている人が、どれだけいるでしょう？

舌ストレスやそれによるさまざまな不調「舌ストレス症候群」は、もはやすべての現代人にとって、無視できない「現代病」と言っても過言ではありません。

咬合治療を専門とする歯科医である私が「舌ストレス」の存在に気づき、歯・舌・体の関係を探る研究と、舌ストレスを取り除く治療「舌ストレス・咬合治療」をスタートしたのは、約20年前。本書は、その成果をご紹介するべく、企画いたしました。

咀嚼回数を増やすことも重要ですが、すでにあごが小さくなってしまった現代人の舌ストレスは、咀嚼回数を増やすだけでは解決しません。そこに、現代の歯科医が介入すべき理由があるのです。患者さんの訴える不定愁訴に困惑している医師の先生方にも、「舌ストレス」をぜひ知っていただき、医師と歯科医師がともに協力することで、不定愁訴で苦しむ患者さんの一条の光となっていくよう、心から願っています。

原因不明の体の不調は「舌ストレス」だった……目次

第1章 イラスト図解
誰も知らなかった 現代人の舌に起こっていること

第2章 舌ストレスとは何か?

第3章 「舌ストレス」が全身をむしばむ！

第4章 歯医者さん、お医者さんにも伝えたい、歯科と舌の話

第5章 症状別でみる安藤メソッドの治療の実際

第1章

イラスト図解
誰も知らなかった
現代人の舌に起こっていること

現代人の舌は、今、こんなことになっています

多くの方は、ふだん、「舌」のことなんて、ほとんど気にしたこともないでしょう。

でも、もし、肩や首のこり、頭痛、慢性疲労、イライラなどに悩んでいるとしたら、もしかすると、それは「舌ストレス」のせいかもしれません。

ともかく、左の写真をご覧ください。

現代人のあごは、昔に比べてとても小さく細くなっています。

それとともに、舌の居住スペースである「歯のアーチ」が、どんどん狭くなり、犬型やチンパンジー型に近づいていています。

私のクリニックの患者さんで、
咬み合わせ治療で来院された239名を対象とした調査では、

「人間型（＝ヒューマン・スケール）」の歯のアーチを持っていたのは、わずか7％。

もはや、誰にとっても決して他人事ではない、大変な事態になっているのです。

現代人のあごは、どんどん小さく狭くなっている。
おかげで、舌の居住空間は狭小に！

【男】

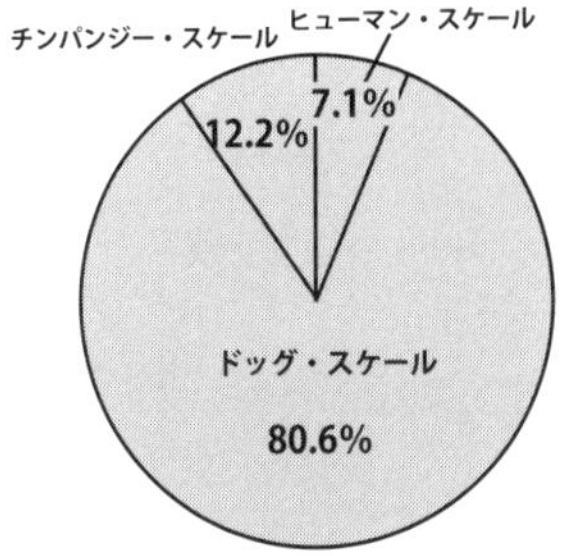

【女】

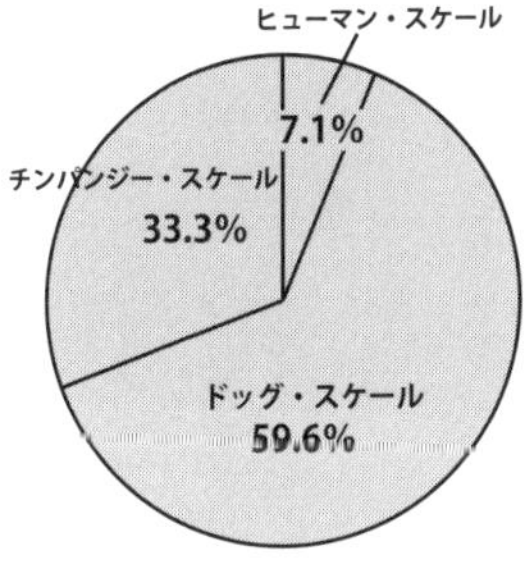

●ヒューマン・スケール

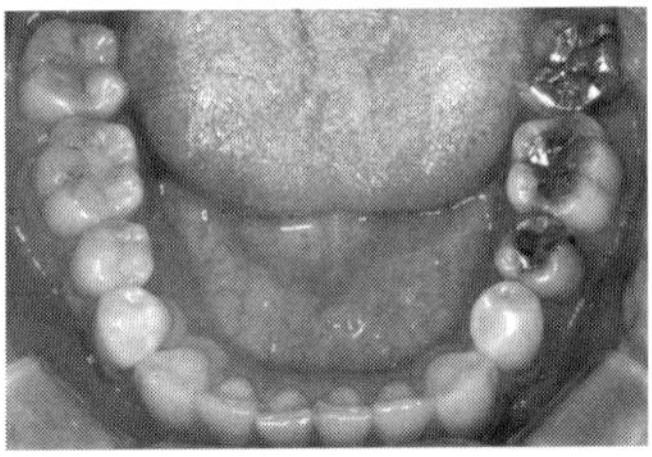

●ドッグ・スケール

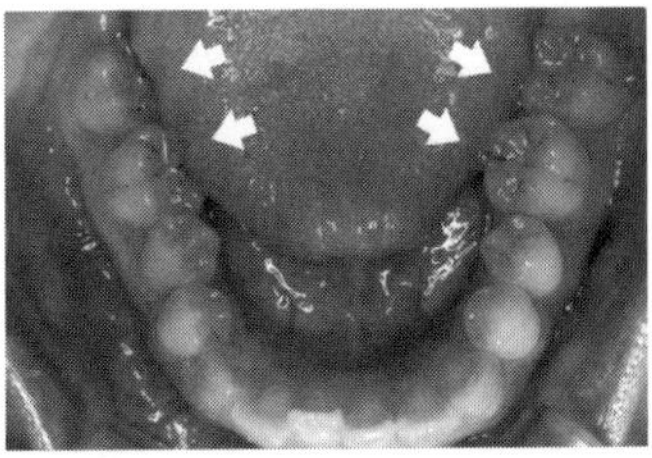

●チンパンジー・スケール

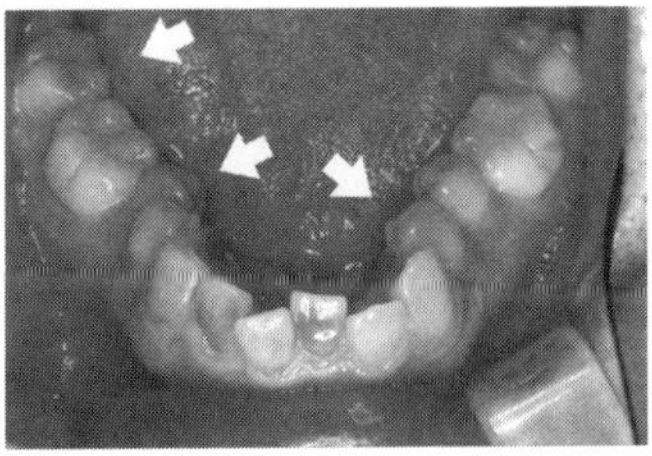

※安藤歯科クリニック調べ
2011年9月から2018年4月末までに、当院に咬み合わせ治療で来院された患者さんのうち、アンケート調査にご協力くださった男性98名・女性141名、計239名のデータからまとめたものです。

舌の住む部屋がどんどん狭くなっている！

歯のアーチが、どんどん狭くなっているというのは、
いわば、私たちが「狭小住宅」に押し込められているのと同じこと。

あなただって、３ＬＤＫの快適な家で暮らしたいのに、
突然、四畳半ひと間で暮らせ、と言われたらどうしますか？

しかも、舌はどんなに窮屈でも、部屋の外に逃げ出すことができません。
どんなに嫌でも、つらくても、
ひたすら我慢して小さくなって暮らすことを強いられているのです。

第1章
イラスト図解　誰も知らなかった 現代人の舌に起こっていること

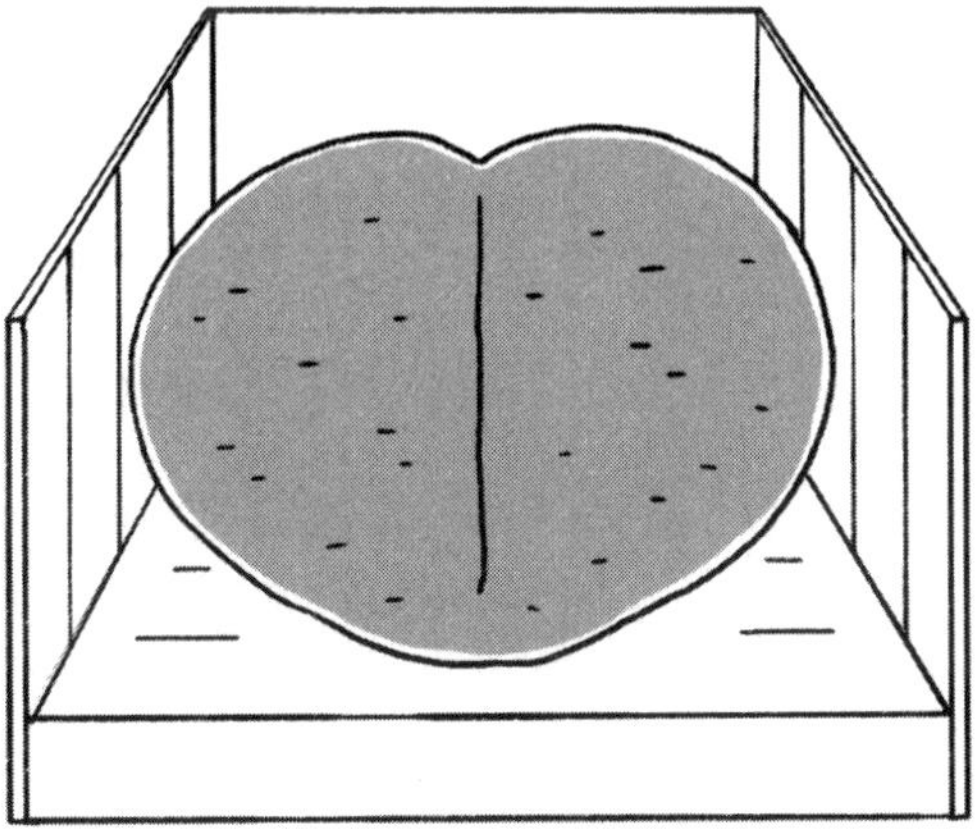

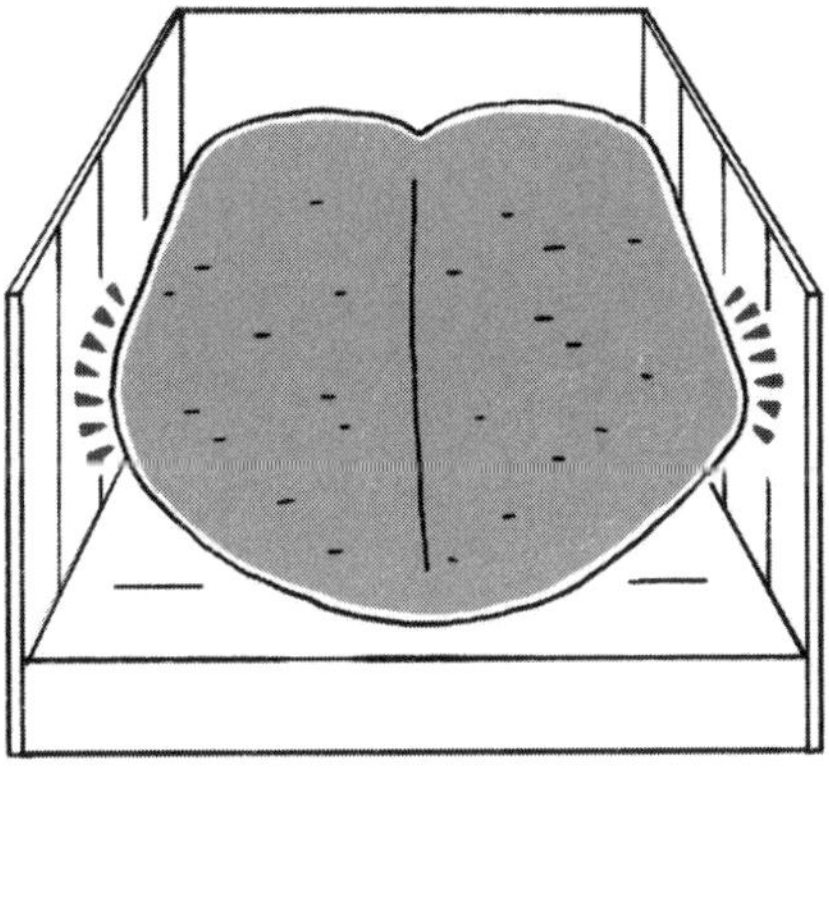

部屋の壁がどんどん倒れてきている！

しかも、舌が住んでいる部屋は、単なる「狭小住宅」ではありません。
問題だらけの「欠陥住宅」です。

たとえば、壁が斜めに倒れ込んでいる部屋も、決して珍しくありません。
舌にとっての壁とは、ズバリ、歯のこと。
そもそも、「歯は直立しているもの」だなんて思ったら間違いです。
歯が直立していられるのは、あごを前後左右にローリングしながら咀嚼し、
歯が倒れ込まないように調節しているからです。
咀嚼回数が減ってしまった今、
現代人の歯は、舌側に向かって、どんどん倒れ込み始めているのです。

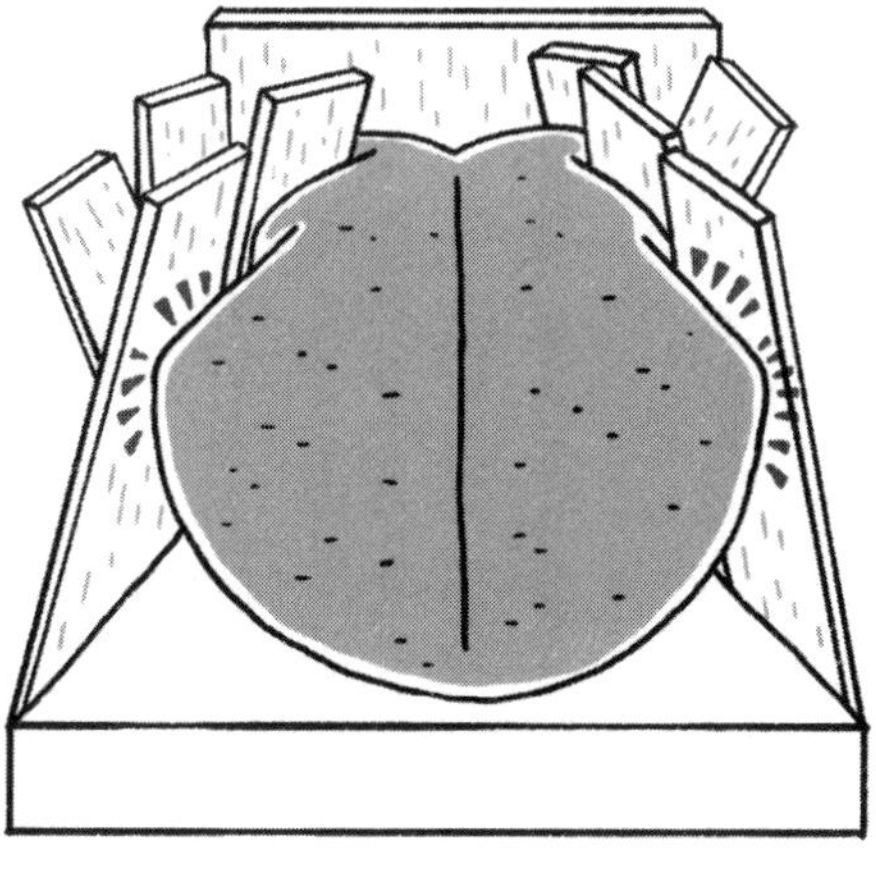

第1章
イラスト図解　誰も知らなかった 現代人の舌に起こっていること

壁が、尖ったナイフだらけだったら？

狭いだけなら、なんとか我慢できるかもしれません。
もっと大きな問題は、壁が尖ったナイフでできていることです。

歯は、しっかり噛んでいれば、どんどんすり減っていきますが、
咀嚼回数が減った現代人の歯は、ほとんど生えてきたときの形のままです。

狭い部屋の壁が尖ったナイフだらけで、
しかも、自分のほうに向かって倒れ込んできている、と想像してみてください。
舌は、常にナイフに突き刺されれる恐怖におびえながら、暮らしているのです。

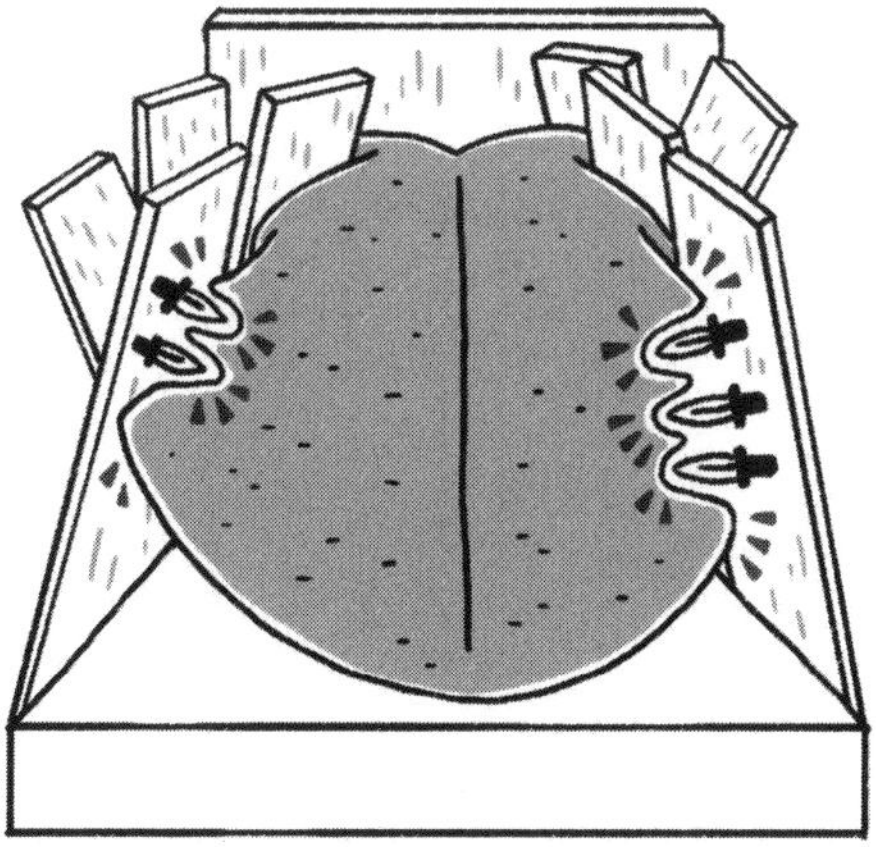

第1章
イラスト図解　誰も知らなかった 現代人の舌に起こっていること

部屋が狭すぎた結果、歯がガタガタになる!?

舌を苦しめる原因は、まだまだあります。

歯のアーチが小さくなっても、歯の本数は同じです。
当然、狭いスペースに入り切らなくなった歯は、
押し出されてガタガタに並ぶようになります。

歯並びがガタガタだと、見た目が悪いだけではありません。
舌にとっては、死活問題です。
さらに追いつめられ、恐怖におびえ、ストレスを募らせているのです。

第1章
イラスト図解　誰も知らなかった 現代人の舌に起こっていること

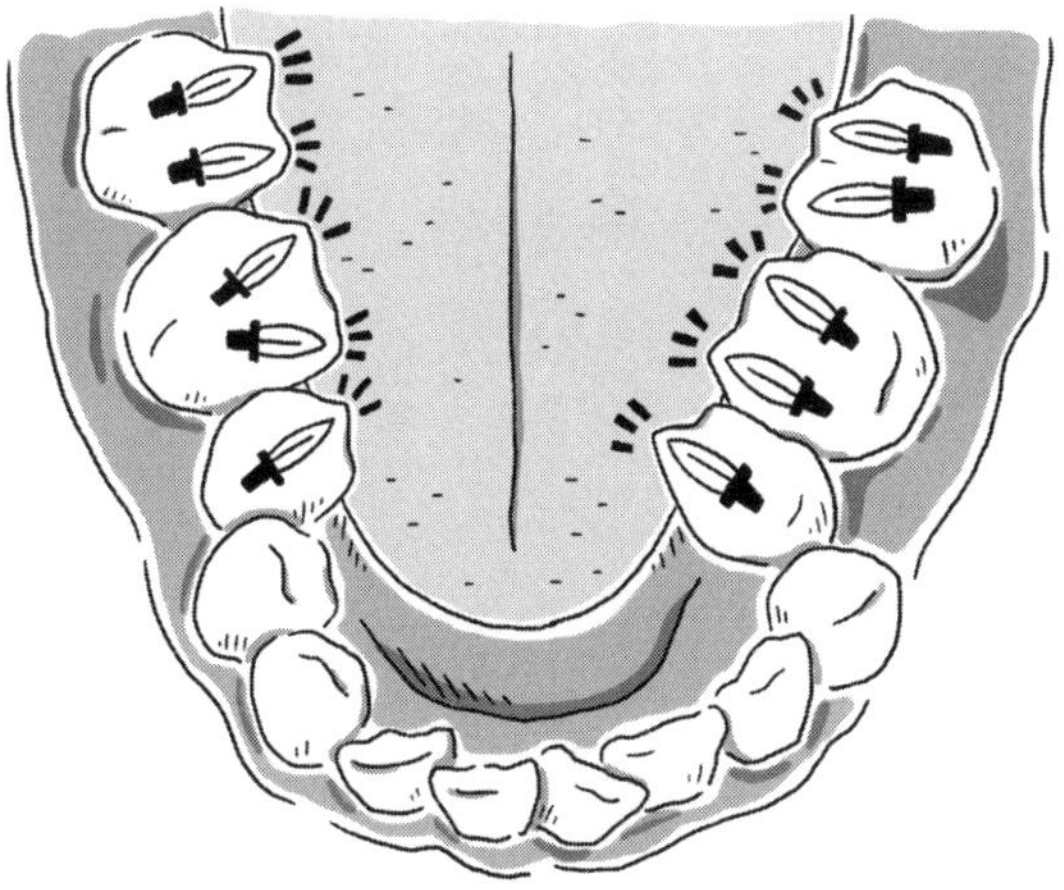

舌は、変幻自在。でも、とても小心者です

それでも、舌が大きな怪我をしないで暮らしていけるのは、舌が毛細血管と筋肉の塊だからです。

おかげで、キュット縮んだり、引っ込んだりして変幻自在に形を変えて、逃げ回ることができます。

ただし、舌はとてもやわらかくて傷つきやすいので、とても用心深くて小心者。歯にぶつかって傷つかないよう、1日24時間、いつも気にしています。

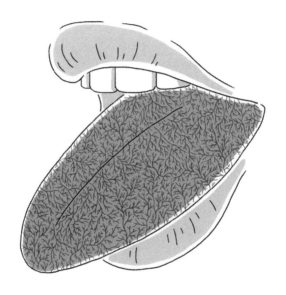

第1章
イラスト図解　誰も知らなかった 現代人の舌に起こっていること

舌は、空中ブランコに支えられている

舌が自由に逃げ回れるのには、もうひとつ理由があります。

のどを指で触りながら、ゴックンと唾を飲み込んでみてください。
のど仏が、上下に動きますね。
そののど仏の１cmほど上にあるU字型の小さな骨こそが、
舌の終着点にある、「舌骨《ぜっこつ》」です。

あっかんべーをしたとき、見えているのは舌の３分の２だけ。
舌は舌骨まで続いているのです。

実はこの舌骨、人間の体の中で数少ない、他のどの骨ともつながっていない、
空中ブランコのような骨です。
舌はこの舌骨に下から支えられて、安心して動き回れるのです。

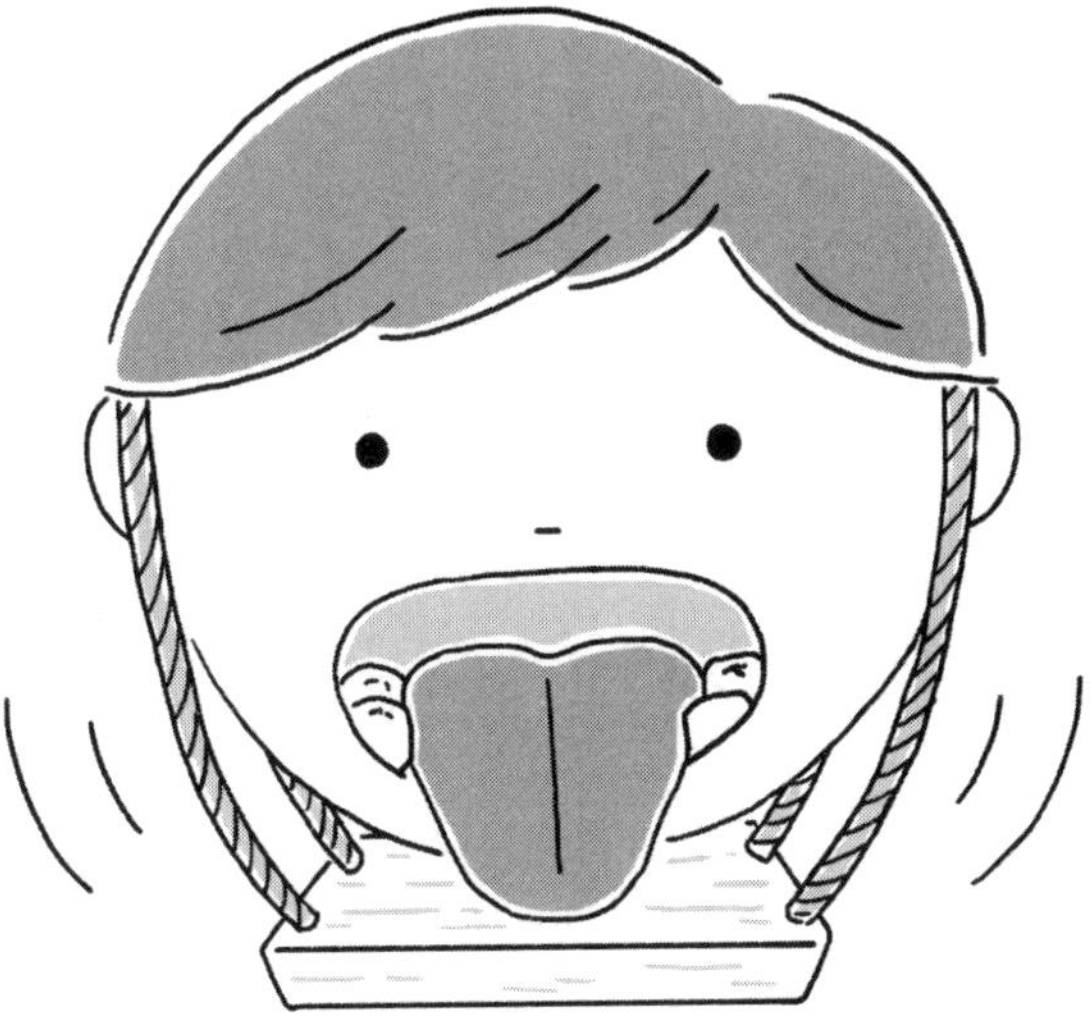

第1章
イラスト図解　誰も知らなかった 現代人の舌に起こっていること

舌は、命を守るセンサーだ

さて、舌は、ただ逃げ回っているだけではありません。

本来、とても働きものです。

特に、食事中は大忙し。次々と口の中に入ってくる食べ物を、歯で噛みやすいように集めたり、こねたりして歯の上まで運んだり、飲み込みやすいように丸めて上あごに押しつけるといった複雑な作業を、みごとに、絶妙なタイミングでこなしています。

同時に、「命を守るセンサー」の役割も果たしています。

何しろ、口に入ってきたものを何でも飲み込んでしまったら、命にかかわります。

そこで、苦いもの（毒）、固いもの、熱すぎるものはないかを感知し、危険なものを吐き出すのも、舌の仕事。

私たちは、舌のおかげで、おいしいものを味わい、命を守ることができるのです。

第1章
イラスト図解 誰も知らなかった 現代人の舌に起こっていること

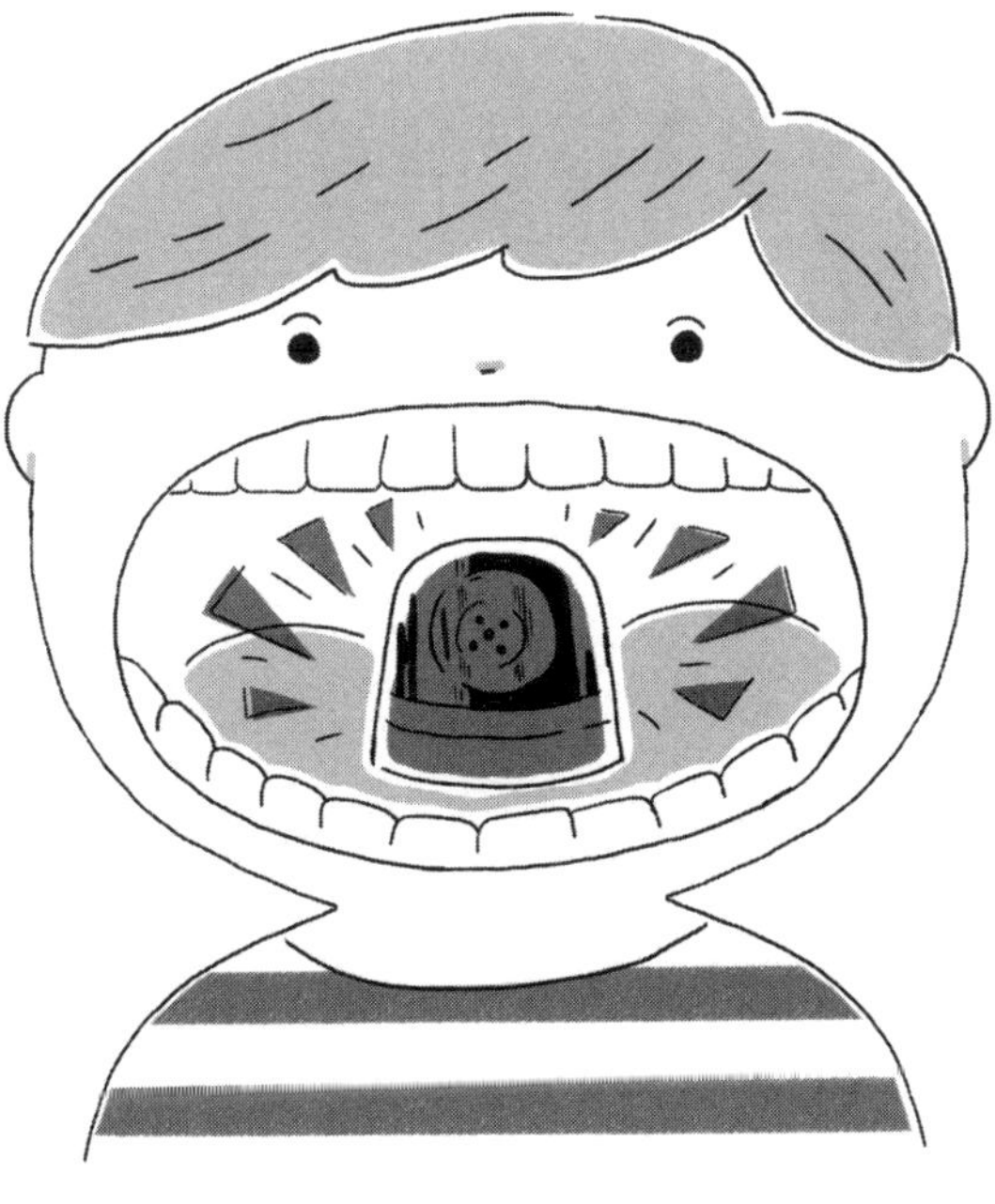

おしゃべりな舌・しゃべるのが苦手な舌

舌は、私たちがおしゃべりをするためにも、欠かせません。

のどにある声帯でつくられたのは、ただの〝音〟。
その音は、舌、歯、歯茎、口蓋、咽頭などの「調音器官」で〝声〟になります。

中でも舌は、コンサートマスターのようなもの。
舌の絶妙な動きこそが、声質や滑舌に大きく影響します。

いい声が出るかどうかも、上手におしゃべりできるか否かも、舌次第。
特に声のプロは、ストレスをいっぱい抱えた舌では、高品質の声はつくれないのです。

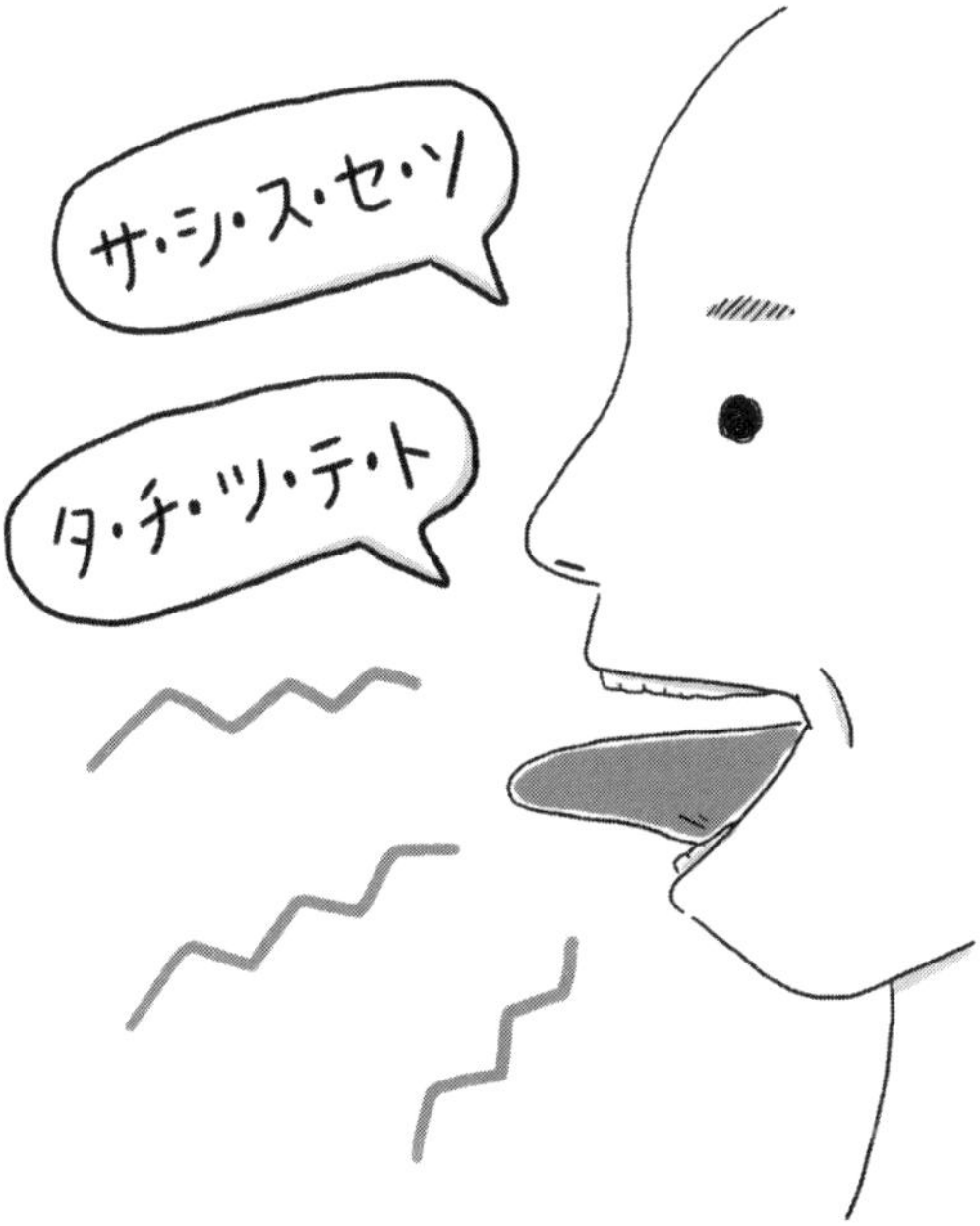
サ・シ・ス・セ・ソ
タ・チ・ツ・テ・ト

舌は、「がん」にならないよう必死に逃げている

小心者だけど、働きものの舌。これだけ忙しく働いていれば、歯にまったく当たらず、こすらず、というわけにはいきません。

すると、どうなるでしょう？

たとえわずかのダメージでも、継続的・慢性的に続けば、遺伝子に影響を与えます。

その先に待っているのは、「舌がん」です。

舌がおびえながら逃げ回っているのは、がんにならずに生き延びるための、命をかけた逃走だったのです。

ところが、舌が必死で逃げ惑うほど、その対価として、体にはさまざまな不調が現れてきます。

それが、舌ストレス症候群（ＴＳＳ＝Thunge Stress Syndrome）です。

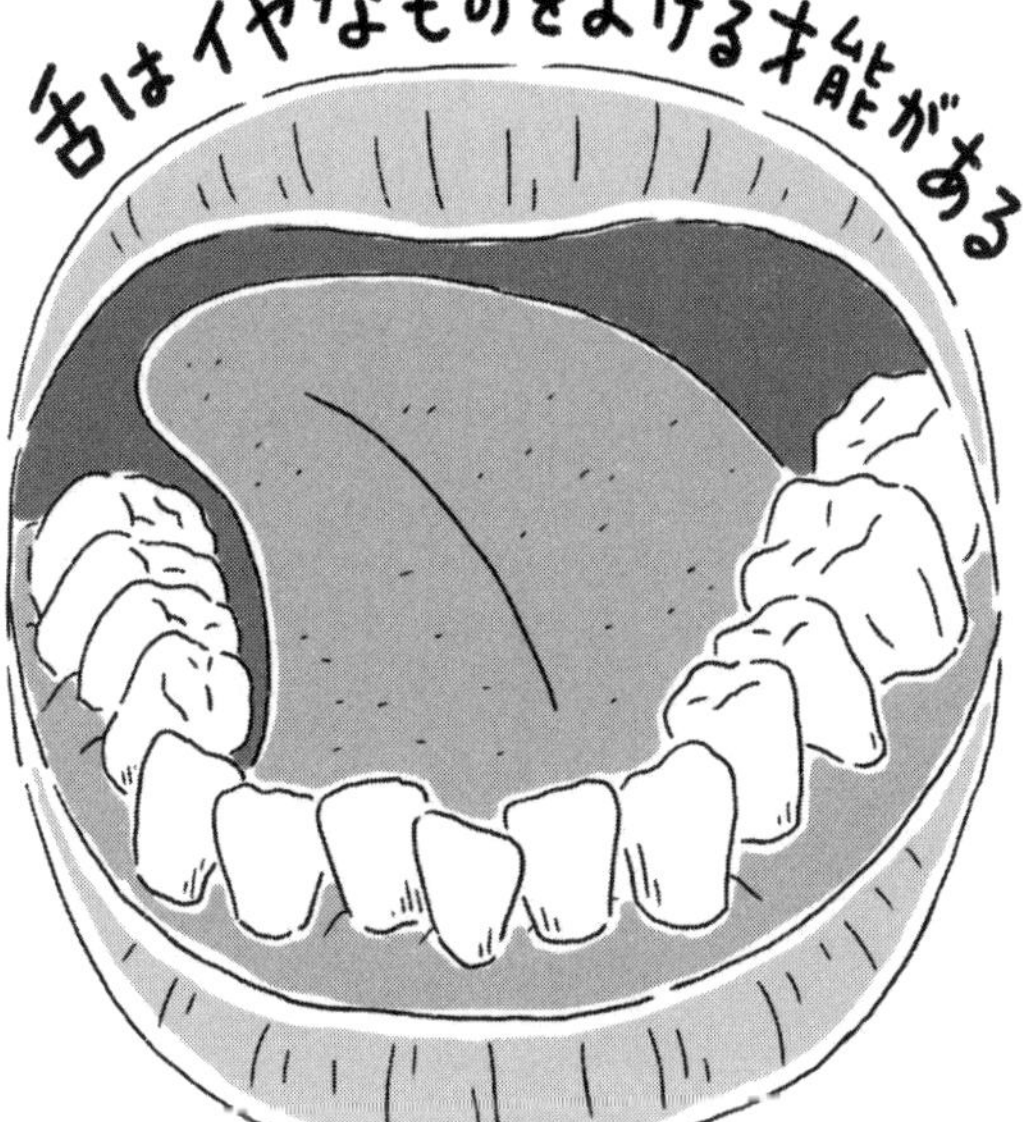
舌はイヤなものをよける才能がある

舌がつらいと、体が反応する⁉

舌ストレス症候群の症状は、多岐にわたります。
しかも、やっかいなことに、
舌ストレスが原因だとは、気づきにくいものがほとんどです。

たとえば、首のこり、肩こりは、その代表的症状です。
自律神経の乱れを招くため、頭痛やめまい、下痢や便秘の他、
倦怠感や疲労感、イライラ、無気力などを引き起こすこともあります。

※参考動画「肩こりなどの体の不調は〝舌ストレス〟が原因だった」
https://www.youtube.com/watch?v=7mpYIWrRmqc&t=2s

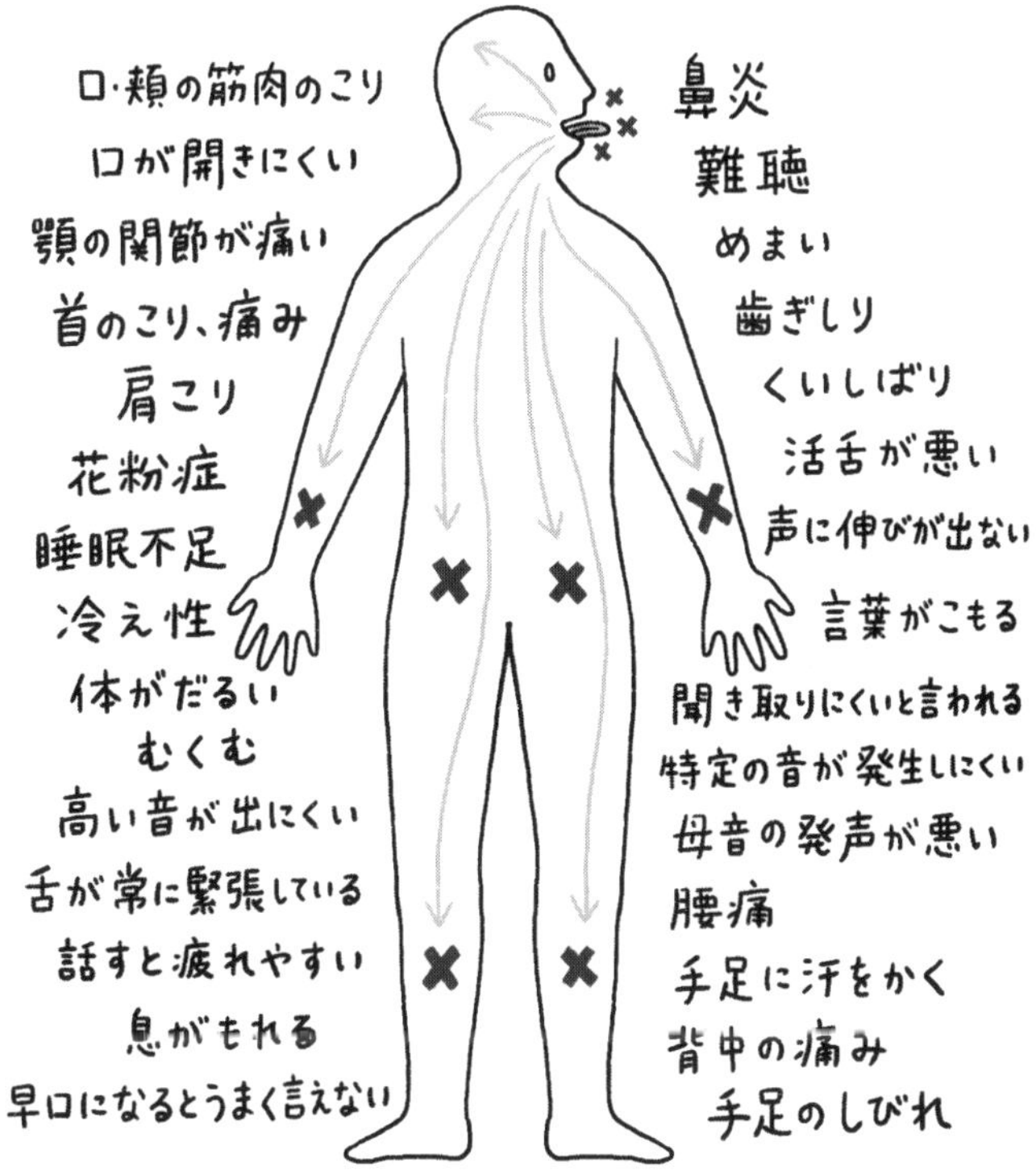
口・頬の筋肉のこり
口が開きにくい
顎の関節が痛い
首のこり、痛み
肩こり
花粉症
睡眠不足
冷え性
体がだるい
むくむ
高い音が出にくい
舌が常に緊張している
話すと疲れやすい
息がもれる
早口になるとうまく言えない
鼻炎
難聴
めまい
歯ぎしり
くいしばり
活舌が悪い
声に伸びが出ない
言葉がこもる
聞き取りにくいと言われる
特定の音が発生しにくい
母音の発声が悪い
腰痛
手足に汗をかく
背中の痛み
手足のしびれ

お口の中じゅうが、ストレスを感じている

舌が大きなストレスを抱えている口の中では、
頬の内側の粘膜や、唇の裏側の粘膜も、決して無傷ではいられません。

口を開閉するときに歯がこすれて口内炎になったり、
そのストレスであごに負担がかかり、顎関節症などの開口障害を起こしたり。
それがまた、全身のさまざまな不調につながっていくのです。

私たちの遺伝子には、自らを守るための、さまざまな生体防御システムが備わっています。
でも、まさか、咀嚼回数が減ってあごが小さくなり、
心身にさまざまな不調が現れるなんて、遺伝子にとっても想定外のことでした。

まずは、舌についてもっと知ってください。
それが、あなたの今と将来の健康にとって、とても大切なことなのです。

第1章
イラスト図解　誰も知らなかった 現代人の舌に起こっていること

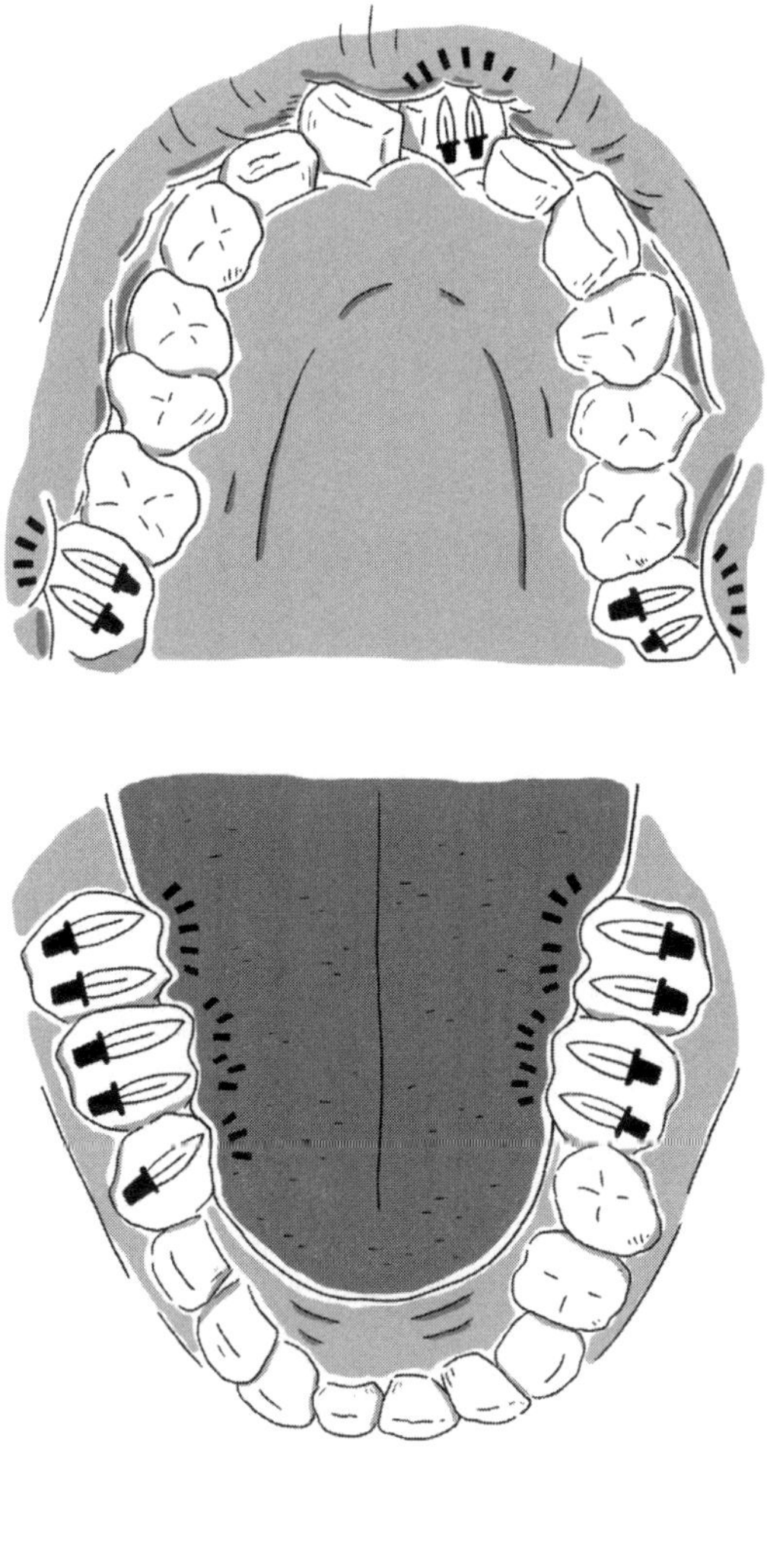

舌ストレスは年齢に関係なく全身に影響する

これは、２０１１年9月〜２０１８年4月末までに
私のクリニックで「舌ストレス・咬合治療」をされた患者さんのうち、
アンケート調査にご協力くださった２３９人の内訳を円グラフにしたものです。
男性より女性のほうが多いのは、私が咬合治療を始めた30年前から変わりません。
女性のほうが筋肉が少なく、敏感なため、咬合不良による不調を悪化させやすいことが、
来院の動機につながっているのではないでしょうか。
男性はその逆。筋肉のヨロイで体を守り、鈍感力で仕事に立ち向かっているのでしょう。
また、女性のほうがチンパンジー・スケール（13頁参照）が多いことも、
理由のひとつかもしれません。
「舌ストレス」が多いほど、さまざまな不調を発症しやすいからです。
「不定愁訴は、加齢が原因」と思っている方、
ご覧のように「舌ストレス・咬合治療」の患者さんは、20代の方にも多いのです。
原因不明の不調を抱えておられる方は、ぜひ、舌ストレスを疑ってみてください。

男女比

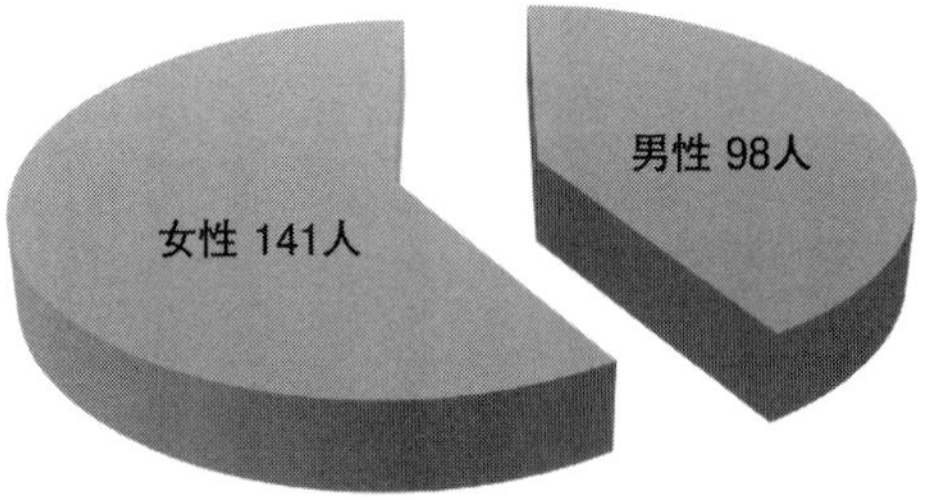

	男性	女性	合計
男女比	98人	141人	239人

年代比

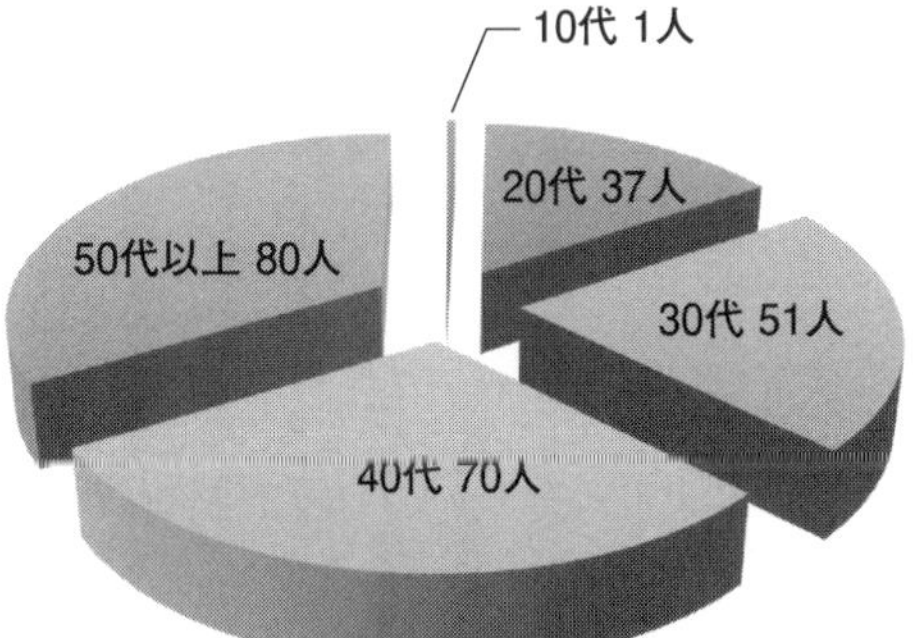

	10代	20代	30代	40代	50代以上	合計
年齢分布	1人	37人	51人	70人	80人	239人

※安藤歯科クリニック調べ

歯をちょっと丸めるだけで、舌はこんなにラクになる！

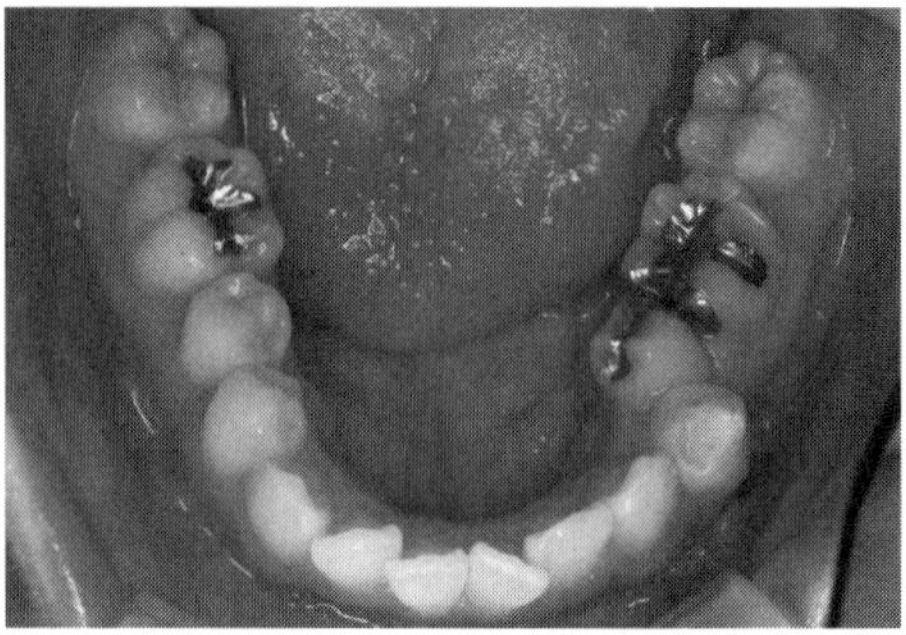

↓

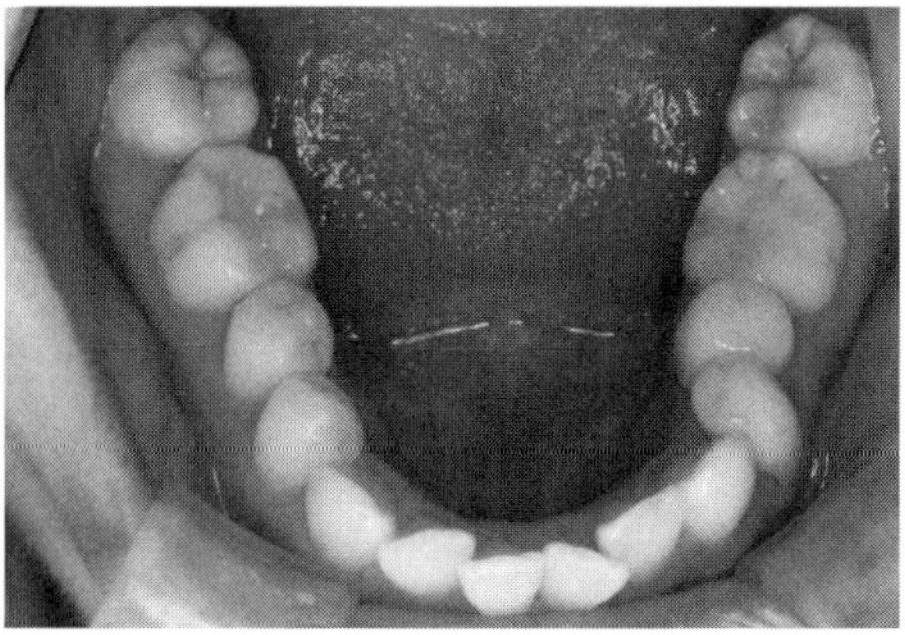

　これは、チンパンジー・スケールの患者さんの、「舌ストレス・咬合治療」前・後の下あごの写真です。治療前は、向かって右下の歯の、舌側に突き出たところに対応する舌が、大きくえぐれるような跡がついているのがわかりますね。そこで、まず舌を大きく傷つけている歯を、かぶせもので方向を変え、舌への大きな刺激を軽減しました。次に、歯が尖っている部分をすべて丸め、舌のストレスをできる限り除去しました。治療後の舌には、歯の跡が消えているのが、おわかりいただけると思います。これにより、体調はもちろん、滑舌や声のハリも大きく改善されたのです！

第2章

舌ストレスとは何か？

毎日不調を我慢しているあなたへ

だるい、疲れがとれない、よく眠れない、肩こり、首のこり、腰痛、偏頭痛、冷え、便秘、胃もたれ、イライラ、無気力、抑うつ、アレルギー……。どんな人でも、ひとつくらいは思い当たるものがあるのではないでしょうか？

こうした不調の多くは、医療の現場では、たいてい「不定愁訴」と呼ばれます。

しかし、私はこの言葉があまり好きではありません。

そもそも、「不定愁訴」に関しては、医学的に明快な定義がありません。「漠然とした複数の症状」があるけれど、「検査をしても異常や病変が見つからない」とき、つまり、はっきりした原因がわからないとき、その症状や患者さんの訴えを「不定愁訴」と呼んでいるだけなのです。

何しろ、医学的な異常や病変が見つからないわけですから、痛みを抑える対症療法をおすすめするか、精神安定剤をお出しするくらいしかできません。そのため、さほど重症感がみられない患者さんに対して、医療者側はしばしば、重要視をしない傾向があります。

また、「心療内科や精神科をすすめられた」というケースも少なくありません。

実は、歯科を訪れる患者さんにも、さまざまな不定愁訴を抱えている人がたくさんおられます。

その中には、明らかに歯科の治療をした後に、不定愁訴が発症・悪化したと思われるケースもあります。逆に、治療をした途端に改善されるケースもあり、こうした事実は、歯科医の間では昔から知られていました。

とはいえ、肩や首のこりはもちろん、あらゆる全身症状は歯科の範疇外です。

そのため、これまでの歯科界では、「そこにあえて突っ込むことはない」というのが「暗黙のルール」でした。

ところが、私はたまたま「人」が大好きで、患者さんの悩みをついじっくり聞いてしまうタイプの歯科医でした。最初はただひたすら悩みを聞くことしかできませんでしたが、そのうち、「歯の咬み合わせ」に原因があるのではないかと思い始めました。

そして、約30年の咬み合わせ研究の末に、口腔内には咬み合わせの他にも、不定愁訴の原因となるさまざまなストレスが存在すること、その約半分以上が、舌の緊張状態＝「舌ストレス」によるものであることを突き止めたのです。

まずは、あなたの舌ストレスをチェック

「舌ストレス」といっても、イメージしにくいかもしれませんね。

そこでまず、左のセルフチェックをしてみてください。

3つ以上当てはまるものがあれば、あなたの舌は、不定愁訴を起こしかねないレベルのストレスを受けている可能性があります。

第1章でも少しご紹介した通り、歯は舌に多大な影響を与えています。その結果、舌が緊張状態になると、顎関節症などになりやすくなる他、筋肉や神経を通して全身のさまざまな不調＝不定愁訴につながっていきます。

もちろん、不定愁訴には内科的な病気が隠れている可能性もあるため、内科できちんと検査をすることも重要です。

しかし、検査をしても何の異常も見つからない場合、そして、左のチェック項目のうち3つ以上当てはまるものがある場合には、どうか「舌ストレス症候群」を疑ってみてください。私のこれまでの研究では、舌ストレスがまったくない現代人のほうが、むしろ珍しいくらいなのです。

舌ストレス＆咬み合わせ　セルフチェック

□ 舌に歯の跡がついている

□ 舌がよく口内炎になる

□ 咬んだときのカチカチの音が小さいか、二重音である

□ 口が開きにくい

□ 口を開けるとあごが痛い

□ 口を開けるときにあごで変な音がする

□ 滑舌が悪い

□ 歯ぎしり、食いしばりがある

□ いつも、肩や首など、あごのまわりの筋肉がこっている

□ 虫歯がある

□ 口の中にある歯の尖りが気になる

□ メタボ気味である

□ 歯科で詰めたかぶせものが高いと感じている

現代人のあごは、チンパンジーに近づいている

なぜ、舌が緊張状態にあると、身体に不定愁訴が生じてしまうのか、そのメカニズムについては、第3章で詳しくご紹介します。その前に、なぜ現代人に舌ストレスを抱えている人が多いのか、その理由について解き明かしていきましょう。

左の図を見てください。これは、ヒトとチンパンジーの頭蓋骨と上顎骨です。

あごの形が違うのがわかりますか？　チンパンジーは細長いU字型をしていますが、ヒトのあごは大きくて重たい頭を支えるため、横幅のある、丸みを帯びた正方形をしています。

これが、何万年もの長い時間をかけてつくられた、ヒト特有のカタチです。

そこで、私はこのタイプを、「ヒューマン・スケール（人間型）」と名付け、人の「舌」の入れ物として「本来あるべき形・大きさ」の基準としました。

もともと日本人のあごは、欧米人に比べ小さめなのですが、骨格標本などを見ると、昭和初期までは、大多数の日本人、特に男性がヒューマン・スケールだったと推測できます。

ところが、現代人のあごは、ここ半世紀ほどでどんどん小さく細くなりつつあります。

つまり、チンパンジーのような幅の狭い歯のアーチに近づきつつあるのです。

■ヒトとチンパンジーの下あご

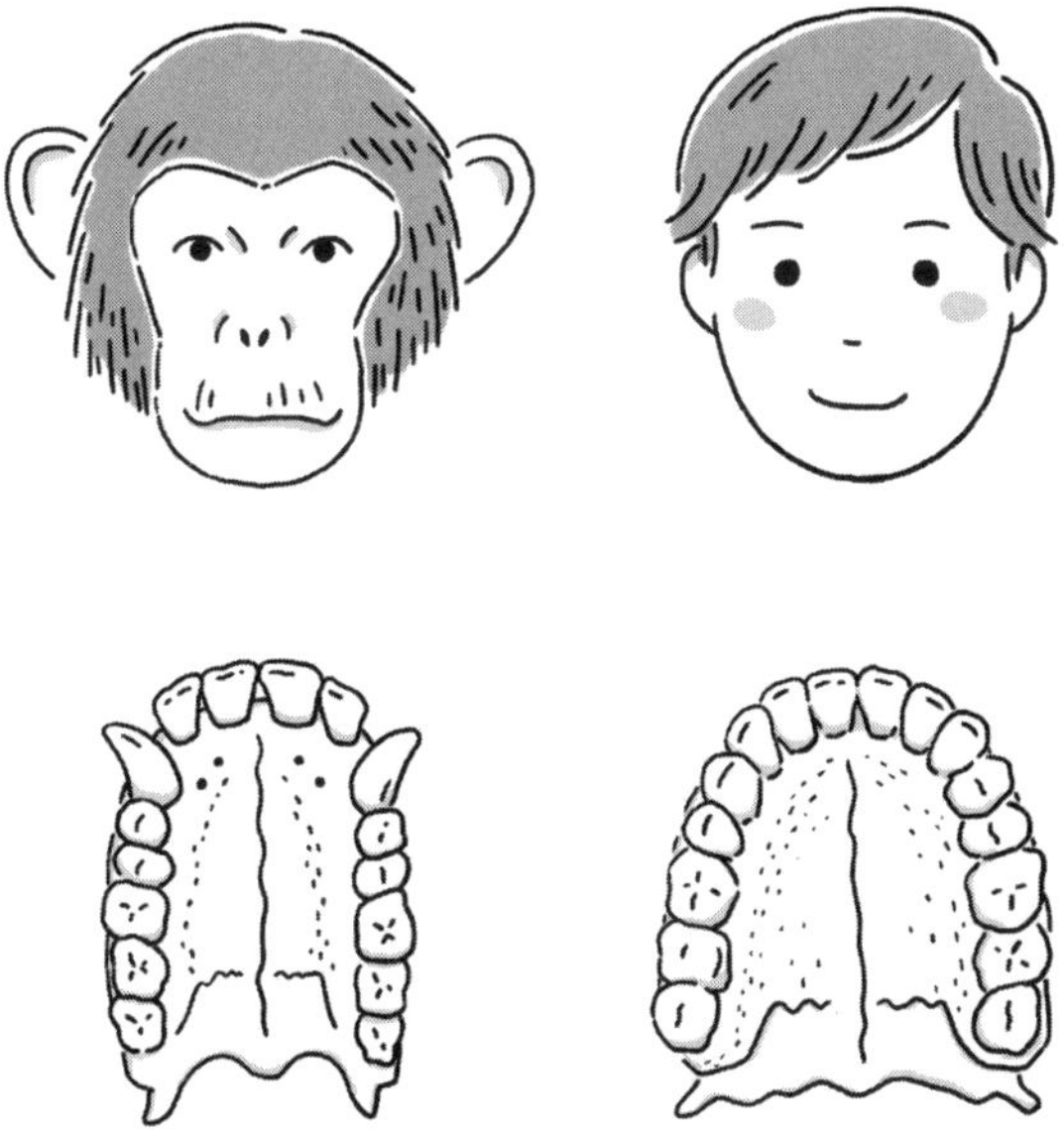

チンパンジー　　　　ヒト

進化？ それとも退化？ 咀嚼回数の減少がもたらした、大異変

では、いったいなぜ、現代人のあごは、小さく細くなってしまったのでしょう？

ここに、日本における咀嚼研究のパイオニア、斎藤滋博士による、非常に興味深い研究データがあります。斎藤博士は、「魏志倭人伝」を参考に古代食を再現するなど、各時代の食事を再現して、その時代の咀嚼回数を調査しました。

その結果、卑弥呼がいた弥生時代の咀嚼回数は、1回の食事につき3990回。食事時間は51分。時代により多少の増減はあるものの、徐々に減少傾向が続き、江戸時代初期には1465回・22分に。昭和初期もほぼ同程度だったのですが、戦後の高度経済成長期を境に、突然、ガクンと減少しています。現代人の咀嚼回数は、なんと、卑弥呼の時代の6分の1以下の、620回。昭和初期と比べても、2分の1以下です。

通常、生物学的な進化・退化は、何万年も、何億年もかけて起こるものです。ところが、現代人のあごは、わずか半世紀あまりで、ヒューマン・スケールからチンパンジー・スケールへと大きく変わりつつあります。これを進化と呼ぶべきか、退化と呼ぶべきか。あなたはどちらだと思いますか？

■各時代の咀嚼回数

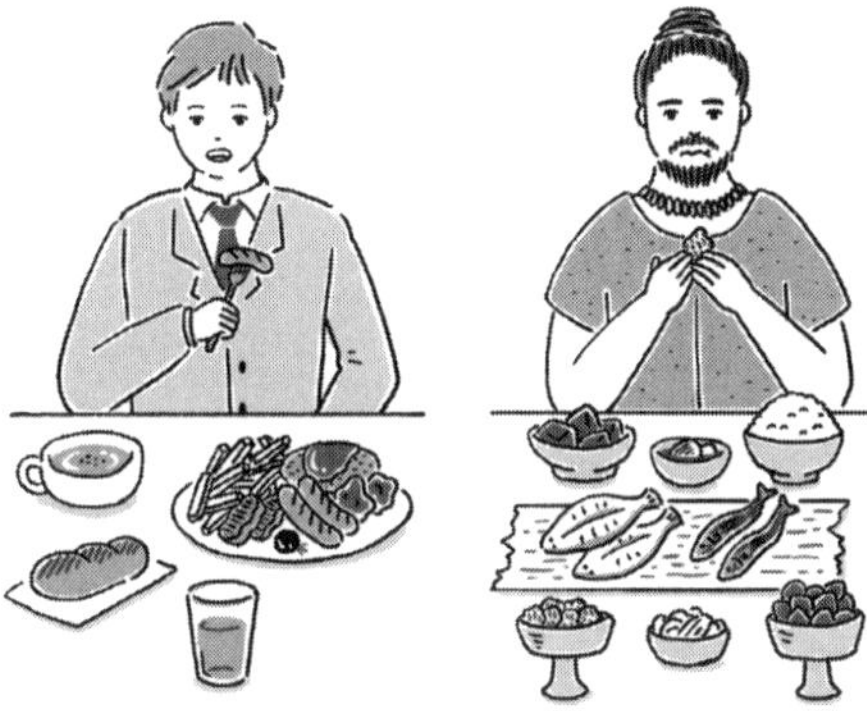

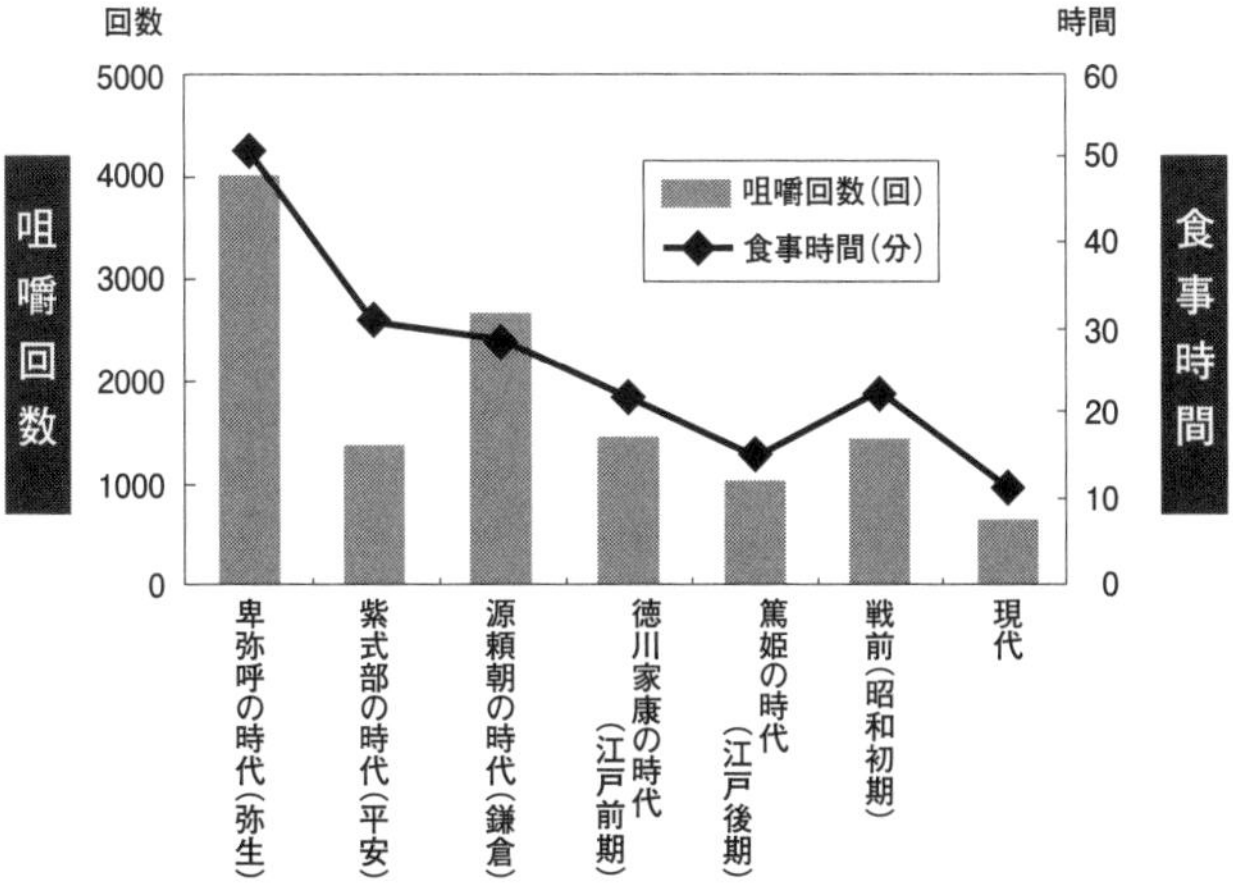

	咀嚼回数(回)	食事時間(分)	エネルギー(Kcal)
卑弥呼の時代(弥生)	3990	51	1302
紫式部の時代(平安)	1366	31	1019
源頼朝の時代(鎌倉)	2654	29	1131
徳川家康の時代(江戸初期)	1465	22	1450
篤姫の時代(江戸後期)	1012	15	985
戦前(昭和初期)	1420	22	840
現代	620	11	2025

※出典：東京都福祉保健局『歯と口から始める食育サポートブック』より改編

1960年代以降に生まれた人は、要注意!

現代人のあごが小さく細くなっている、といっても、今現在60~70代以上の方で、子供の頃によく噛んで食べていた人のあごは、立派なヒューマン・スケールの方が多いです。

ところが、1960年代以降に生まれた世代、つまり、今現在50代後半より若い世代では、いきなりドッグ・スケールの割合が増え、より若い世代になるほどチンパンジー・スケールが増えていきます。

これは、1960年頃を境に、日本人の食生活が大きく変わってしまったことを示す証しともいえるでしょう。

私自身、1959年生まれで、ちょうど高度経済成長期の真っ只中で子供時代をすごしてきましたから、どういう食生活を送っていると、あごが未発達になってしまうか身をもってよく知っています。

まずあげられるのは、食の欧米化です。

この頃から、米を主食とする和食以外にもパンやパスタ、カレーやハンバーグといった洋食がごく普通に食卓に上がるようになっていきました。パンやパスタのような、精製された小麦粉でつくられたものは、米のご飯ほど噛まなくても飲み込めてしまいます。

また、私たちの世代が子供時代に好きだった食べ物ベスト3は、「カレーライス・ハンバーグ・オムライス」。やはり、あまり噛まなくても飲み込める洋食ばかりです。

そこへ追い打ちをかけるように登場したのが、インスタントラーメンやファストフード、ジャンクフードです。

そもそも、よく噛まなければ飲み込めない食品は食物繊維が豊富ですが、これらの主原料は糖質で、食物繊維はほとんど含まれていません。子供の虫歯が急速に増えたのも、この頃です。

また、もうひとつ見逃せないのが、女性の社会進出です。「核家族」「鍵っ子」などという言葉が登場したのもこの頃。忙しいお母さんたちが、便利な加工食品やテイクアウトのお総菜をどんどん利用するようになりました。同時に、子供たちも塾通いなどで忙しくなり、ひとりで食事をする「孤食」や「栄養の偏り」が指摘されるようになっていきました。

しかし、咀嚼回数の減少や、それによってあごが十分に発達しないまま成長してしまうこと、ましてや舌ストレスを心配する人は、昔も今もほとんどいません。そこに、大きな落とし穴があるのです。

歯は、よく噛まないと倒れてしまう⁉

ほとんどの人は、「歯はまっすぐ直立していて、当たりまえ」と思っているのですが、それは誤解です。

私たちの口の中を地球にたとえると、歯は「山脈」で、歯の根っこが埋まっている歯槽骨は、地球の内部で変動し続けている岩石の塊「マントル」のようなものです。じっとしているように見えても、「山脈＝歯」は、「マントル＝歯槽骨」と一緒に刻々と動いています。そのため、噛むという動作をしなければ、歯は直立していられなくなり、舌側に倒れこんでしまいます。

では、なぜ噛むと、歯が直立するのでしょうか？

「噛む」という行為は、以下の3つで成り立っています。

❶まっすぐ「上下」に噛む
❷あごを「左右」に動かす
❸あごを「前後」に動かす

私たちは、この3つを同時に、実に器用に行っているわけですね。

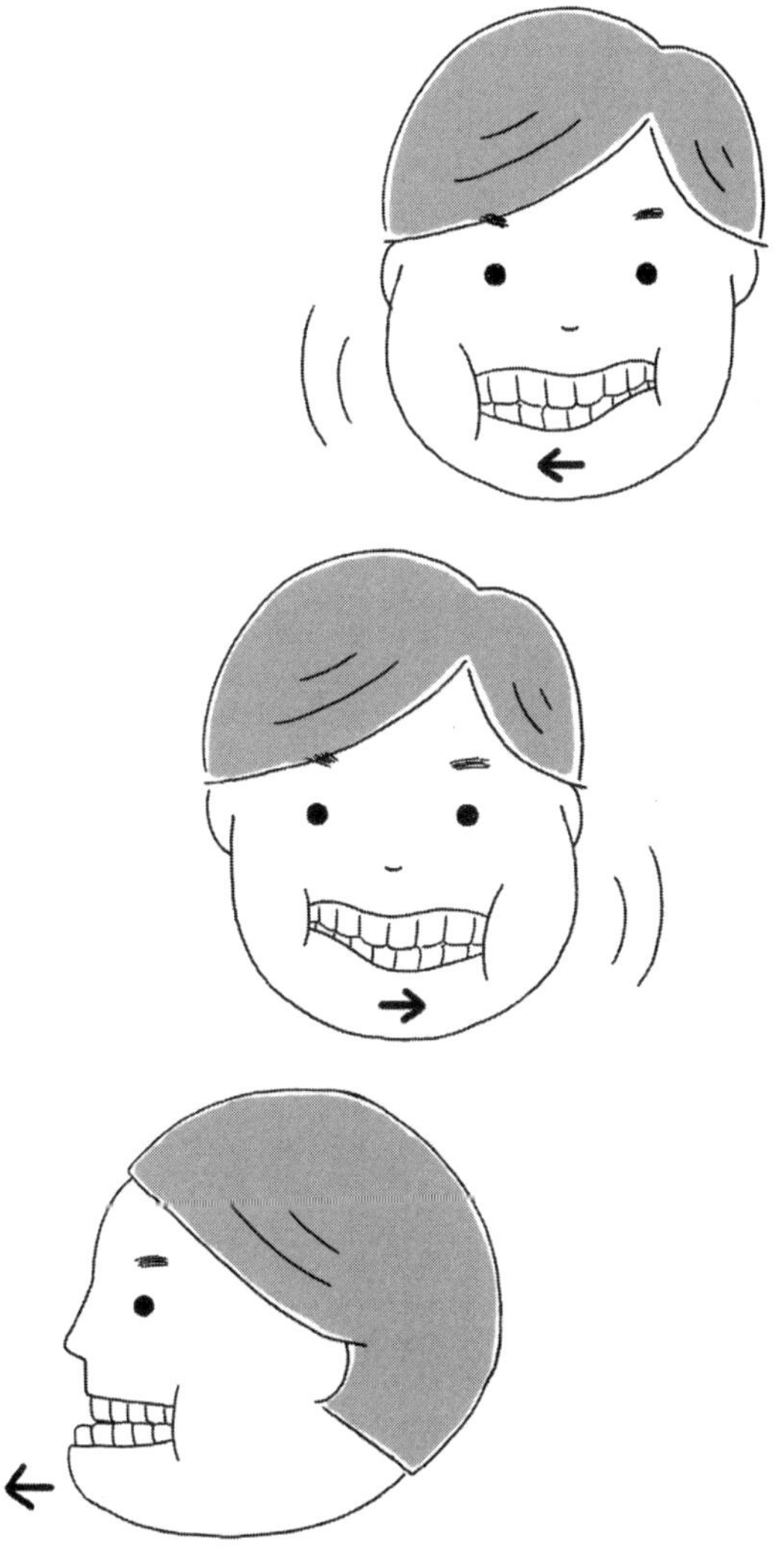

このとき、上下の歯の咬み合わせがきちんと合っていれば、「上の歯の山」と「下の歯の谷」がカチッと咬み合わさります。その状態でグイグイ前後左右に揺らすことによって、歯が倒れ込むのが抑えられ、まっすぐに直立できるというわけです。

また、同時にあごの骨に振動が伝わり、大きく成長していくことができます。

ところが、現代人は咀嚼回数が減っているため、あごが小さく細くなっているだけでなく、歯がしっかりと直立することができず、どんどん倒れ込んでいっています。

上あごの成長は10～12歳でピークを迎え、あとは緩やかに成長していきます。しかし、下あごは20歳くらいまで成長を続けます。ですから、倒れ込んだ歯を矯正するなら、上下のあごの成長期の違いを考慮した上で行う必要があります。

また、成長期が完了しても、歯は生涯動き続けていきますから、いくつになっても「しっかり噛んで食べる」ということがとても大切です。

そうでないと、たとえ若い頃に歯が直立していたとしても、どんどん倒れ込んだり、前歯の歯列がガタガタになってしまう可能性があるということを、しっかり覚えておいてください。

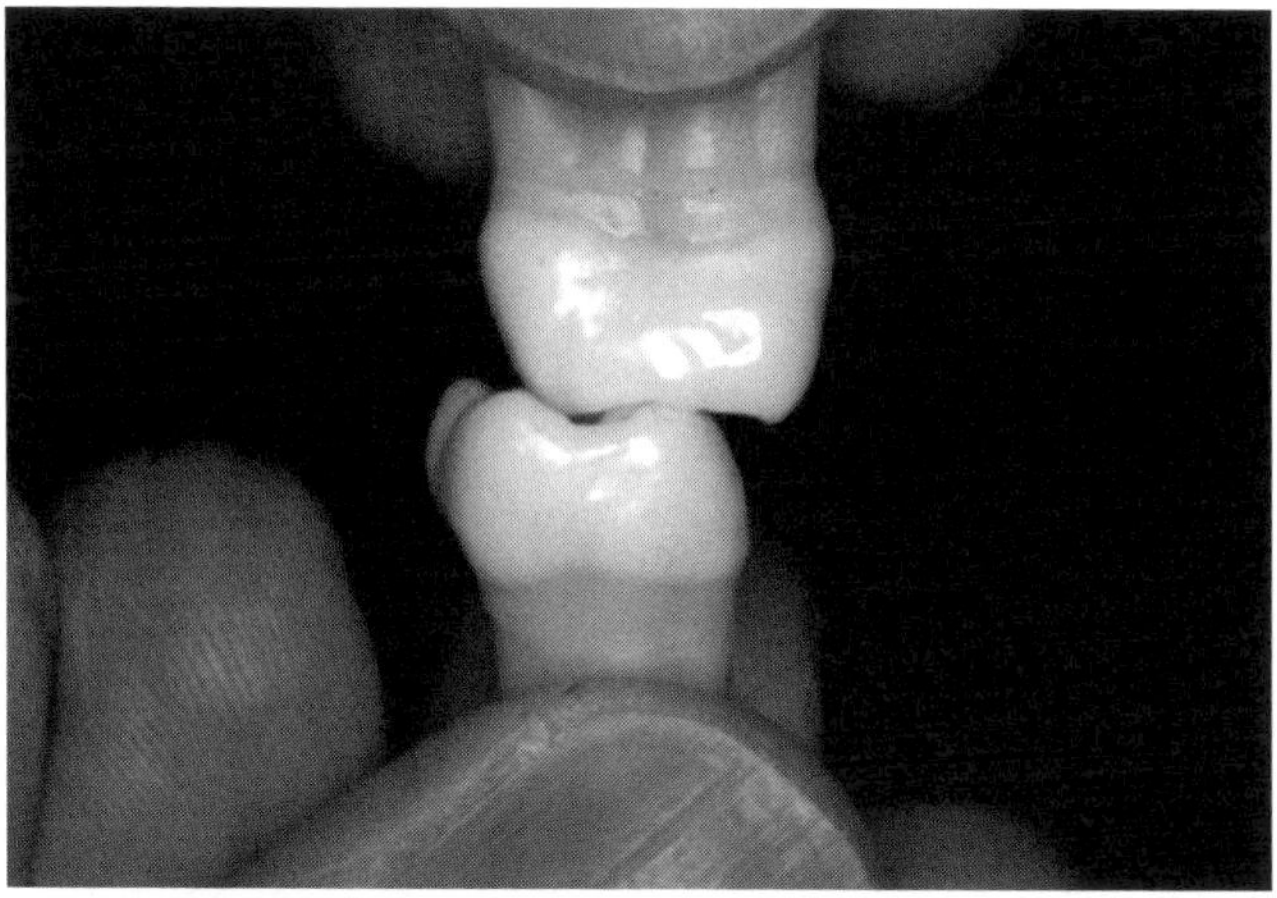

▲上下の歯の咬み合わせがきちんと合っていれば、「上の歯の山」と「下の歯の谷」がカチッと咬み合わさります。

■上下顎骨および大臼歯部の成長様式

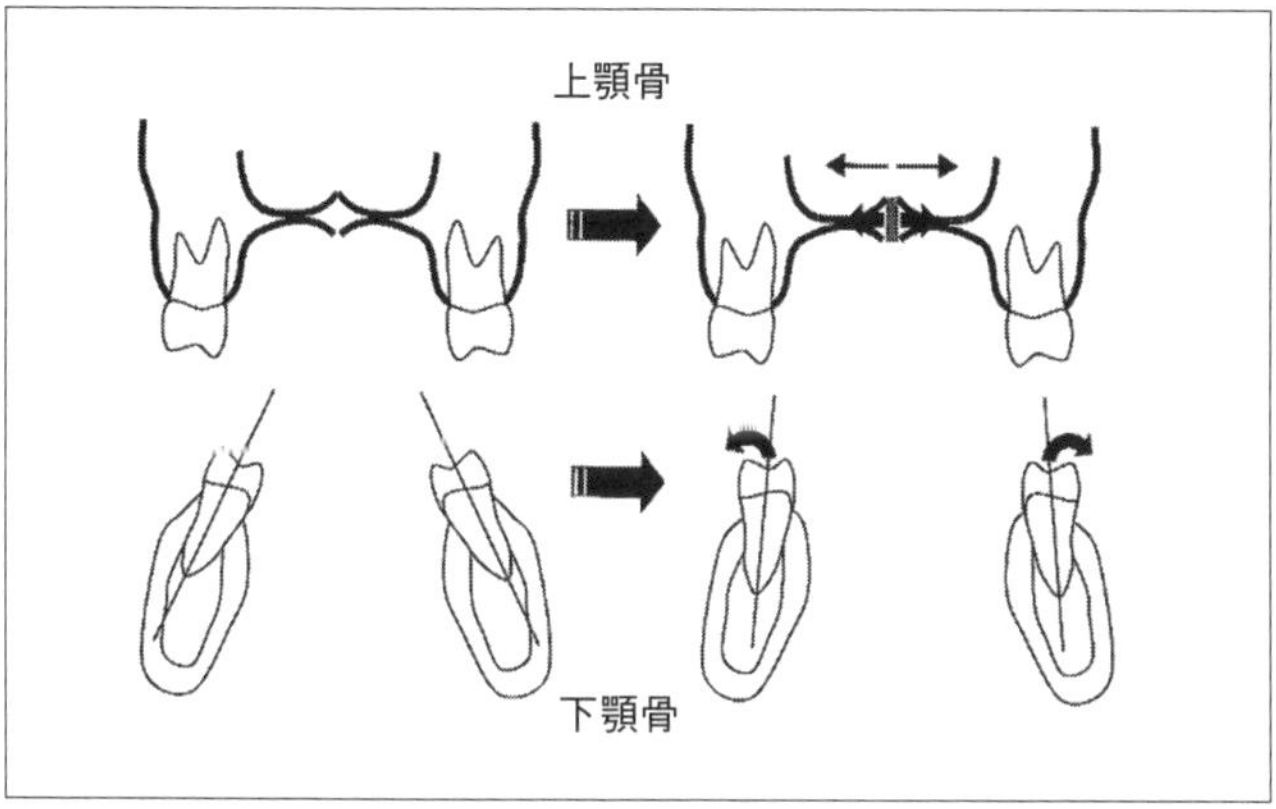

※出典：金澤英作・葛西一貴　編著（2010）『歯科に役立つ人類学～進化から探る歯科疾患～』わかば出版.より抜粋

すり減らないせいで、歯が凶器になっている

左の図を見てください。これは、歯科人類学で著名な、葛西一貴先生の、現代人と縄文人のあごと歯のCT画像です。縄文人と比べ、現代人の歯が、どれだけ舌側に倒れ込んでいるか、よくわかると思います。

また、縄文人の歯はすっかりすり減っていて、歯の角が取れ、臼《うす》のように平べったくなっていますね。1回の食事で4000回以上も噛んでいた縄文人は、歯がすり減っていてエナメル質がほとんど残っておらず、エナメル質の下の象牙質がむき出しになっているケースが珍しくありません。エナメル質がなくなると、すぐに虫歯になってしまいそうですが、縄文人の奥歯の咬合面（上下の歯の咬み合わせ面）には、ほとんど虫歯がありません。初期虫歯ができても、すぐにすり減って削られてしまうからです。

ところが、現代人は噛む回数が少ないので、歯がほとんどすり減りません。生えてきたときのままのシャープな形がそのまま残ってしまいます。歯が舌側に倒れ込んでいる上、角がシャープに尖っているわけですから、常にナイフを突きつけられているようなものです。これが、舌をおびえさせ、傷つける原因のひとつなのです。

■現代日本人と縄文時代人のあごと歯の違い

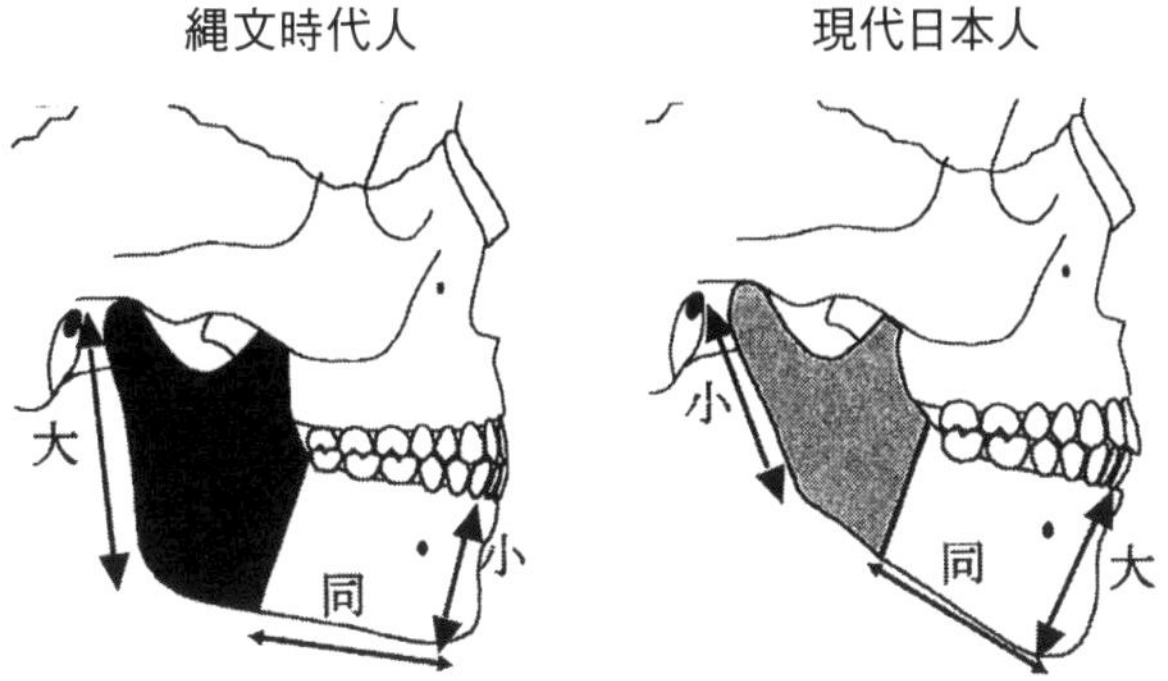

■CT画像による現代日本人と縄文時代人の下顎体垂直断

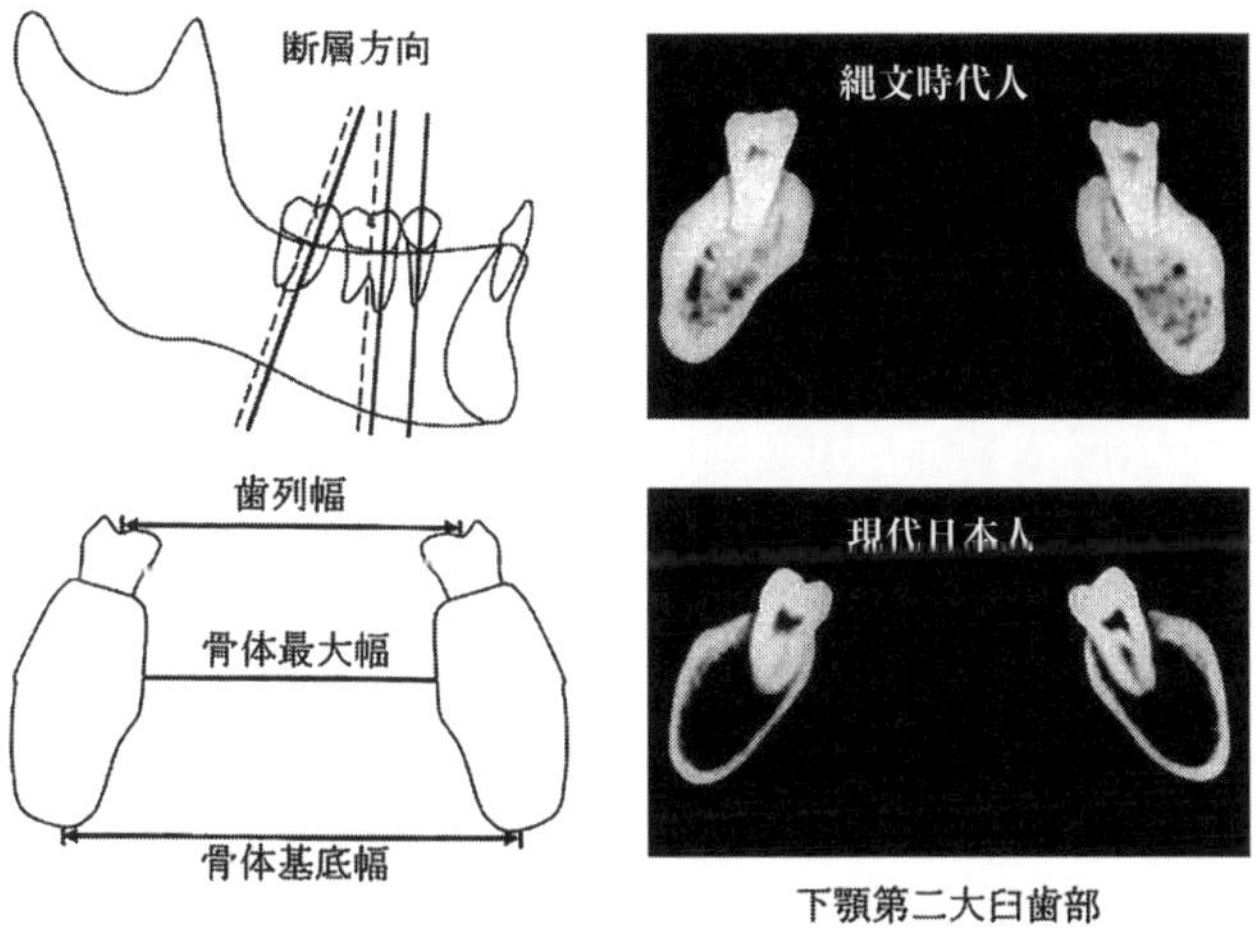

※出典：金澤英作・葛西一貴　編著（2010）『歯科に役立つ人類学〜進化から探る歯科疾患〜』わかば出版.より抜粋

現代人は、歯が巨大化している⁉

近頃、上の前歯が他の歯に比べて明らかに大きすぎる、ビーバーみたいな口元になっている子供を、よくみかけるようになりました。しかし、これは前歯だけに限ったことではありません。永久歯・乳歯にかかわらず、全体的に大きくなっているようなのです。

実際、すべての歯において、昭和の学童より平成の学童のほうが大きい、という研究データもあります。

たとえば、乳歯は永久歯よりも小さいため、乳歯が生え揃ったとき、歯と歯の間に隙間があって、いわゆる「すきっ歯」になっているのが普通です。この隙間は、大きな永久歯が生えてきたときのための「予備スペース」のようなもので、永久歯が生え揃うと、隙間がなくなってキレイな歯列になっていきます。

ところが最近は、乳歯のうちから、隙間がまったくない歯列の子供をよくみかけるようになりました。すると、どうなると思いますか?

小さい乳歯が入るスペースしかないわけですから、より大きな永久歯がすべて入るのは無理です。後から生えてきた歯は入り切らなくなり、歯列の外に押し出されて生えてきてしまいます。すると、八重歯のようにそこだけ前に突き出したり、後ろ側に生えたりして、ガタガタな歯並びになってしまうのです。

そういう歯並びの悪い状態のことを、「叢生《そうせい》」あるいは「乱ぐい歯」といいます。

では、なぜ、現代人の歯は大きくなってしまったのでしょう?

考えてみれば、ここ半世紀ほどで、日本人の体格は大きく変わりました。厚生労働省の国民健康・栄養調査によれば、1950年の30歳男性の平均身長は160・3㎝でしたが、2010年では、171・5㎝。たった60年で11㎝以上も伸びています。

これは、栄養状態が急速によくなったためと言われていますが、喜んでばかりもいられません。急速な変化には、何らかのアンバランスやひずみがつきものだからです。

私たちの下顎骨は、大腿骨をはじめとする手足の細長い骨「長管骨《ちょうかんこつ》」といわれる骨でできています。なので、本来はあごも大きくなっているはずなのですが、あごは「よく噛んで食べる」ことによって発達していきますから、むしろ小さくなっていく一方です。その結果、「小さなあごに大きい歯」という、とてもアンバランスな状態になっているわけです。

ある先輩歯科医に、「母乳ではなく人工乳(粉ミルク)で育った子供は、歯が大きい人が多い」という話を聞き、私のクリニックでも患者さんたちに口頭でインタビューしたことがあります。すると、歯が大きくて歯並びが悪い人のほとんどは、みごとなまでに人工乳育ちの人たちでした。これについては、サンプル数も少ないため、今後もっとしっかりとした調査をしてみなければ、はっきりしたことは言えません。

しかし、人工乳には母乳以上に栄養豊富です。また、少なくとも、母乳は離乳期が近づくにつれて薄くなっていきますが、人工乳を飲んでいる赤ちゃんは、離乳期になっても、常に栄養たっぷりの濃いミルクを飲むことになります。こうしたことが、人工乳で育った人の乳歯が大きくなってしまう要因のひとつになっているのかもしれません。

子供が大きく育つことはとても喜ばしいことですが、歯だけは例外です。矯正で歯列を整えることも重要ですが、大きな歯に見合う、大きくて立派なあごに育つよう、ぜひ、子供の頃からしっかりと「よく噛んで食べるトレーニング」をしていただきたいと思います。

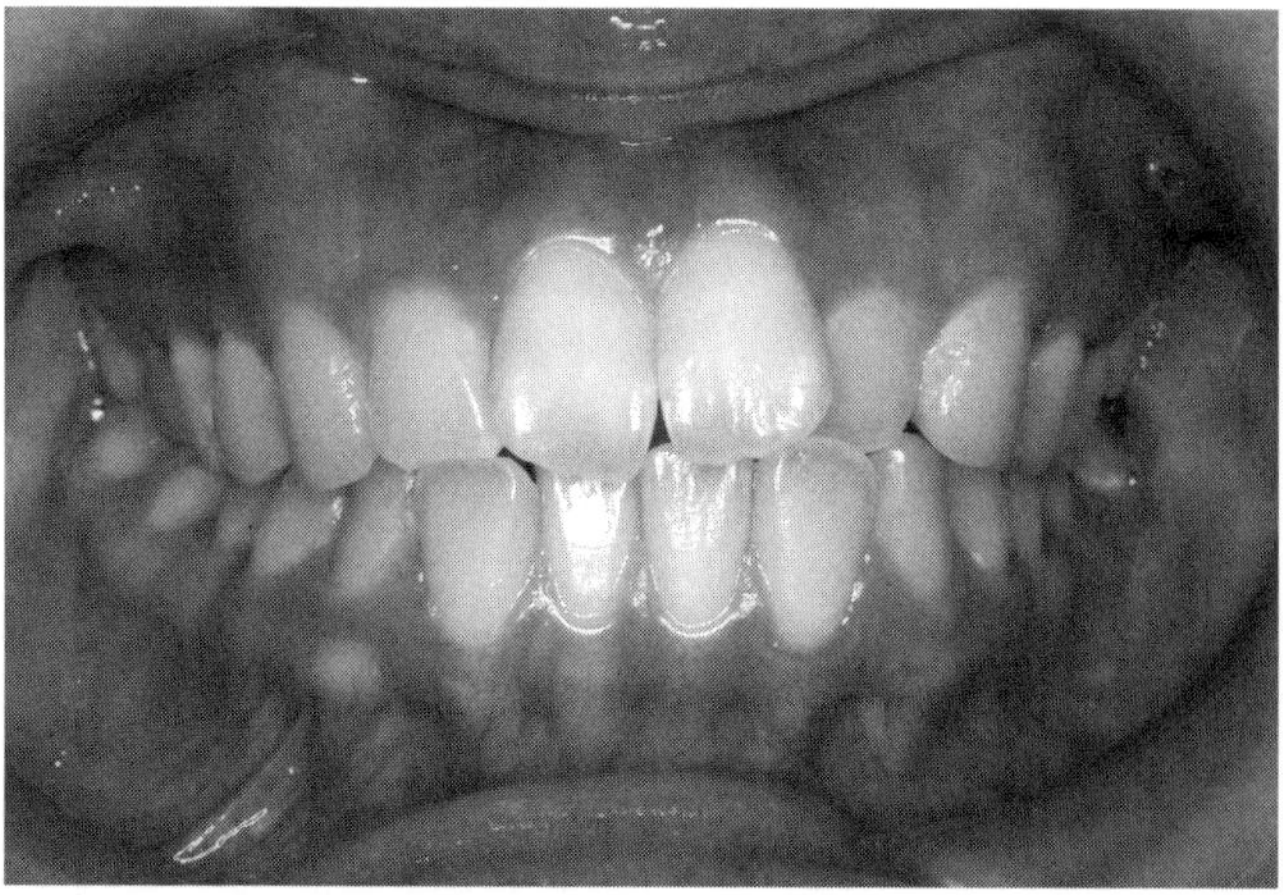

▲巨大歯　前歯2本が異常に大きい。

どんな食事をすれば咀嚼回数が増えるのか？

先ほどもご紹介したように、一般的には、現代人が1回の食事で噛む回数は、平均600〜700回だと言われています。

では、実際にどうなのか？　気になった私は、当院の女性スタッフに協力してもらい、咀嚼回数や食事の内容を調べてみました。

すると、その結果は驚愕に値するものでした。

「ダイエットのため、夜は食べない」という人や「朝は青汁のみ」で咀嚼0回という人もいて、1食平均わずか300回前後という結果が出たのです。

これでは、栄養の不足・偏りにもつながりそうで、本当に心配になりましたが、今どきの若い女性たちの食生活は、こんなものなのかもしれません。

しかし、もし、これを10年20年と続けていくと、いったいどうなるのか……。

そこで、どんなものを食べれば咀嚼回数が多くなるのか、自分でいろいろなものを食べて、咀嚼回数を調べてみました。

まずポイントは野菜です。野菜は食物繊維が多いため、ひと口当たり50〜60回は噛まなければ、飲み込むことができません。普通サイズの1人前野菜サラダなら、私で7口くらいで食べられますが、それだけでも、60回×7口＝420回。

　また、肉もハンバーグのようなやわらかいものより、ステーキや焼き魚のような、できるだけ加工していないもの、同じ肉でも脂肪の多いものより赤身の肉、それもできるだけ噛みごたえのある肉のほうが咀嚼回数が増えます。

　定食屋さんで「牛タン定食」を食べてみたところ、以下のような結果でした。

●牛タン11切れ……………1切れ60回×11切れ＝660回
●小鉢のサラダ……………420回
●五穀米1杯………………1口30回×6口＝180回
●漬物………………………60回
●わかめの味噌汁…………20回

　以上で、計1340回。「サバの塩焼き定食」で試しても、1130回という結果でした。

　よく、「ひと口当たり30回以上は噛もう」などと言われますが、わざわざ意識して噛まなくても、「主菜（肉や魚）」＋「副菜（野菜）」＋「ご飯」＋「汁物」＋「漬物」が揃った「和定食のようなメニュー」であれば、卑弥呼の時代のように、硬いものをたくさん食べなくても、咀嚼回数は軽く1200回くらいになります。世のお母さん方にも、ぜひ、このようなメニューをお子さんに提供してあげて欲しいと思います。

私がおすすめしている食育のキーワードは、ずばり「昭和初期のような食事」です。当時は今ほど高栄養な食事内容ではありませんでしたが、咀嚼回数は1400回以上をキープしていました。ところが、現代人の食生活は、高糖質・高脂質なわりに低タンパク。しかも、食物繊維が圧倒的に不足していると言われています。そのため、「高栄養なのに、栄養失調」という、とてもアンバランスな状態に陥りがちです。タンパク質や食物繊維が不足しているということは、「噛みごたえのないもの」ばかり食べ、咀嚼回数が減るということでもあります。

さらに、「時間がないから」「ダイエットのため」と、よく噛まなくても飲み込めるようなものばかり食べたり、食事を抜いたり減らしたりしていないでしょうか?

かくいう私も診療の合間にかき込むように食事をすることがよくありますが、ともかく「昭和初期のような食事」を意識してメニューを選ぶだけでも、咀嚼回数を増やすことにつながります。ぜひ、当時の食事をイメージし、現在の食事内容を見直してみてください。

■食事の内容で咀嚼回数はこんなに変わる！

〜当クリニック女性スタッフ5名（平均年齢35歳）の1食当たりの咀嚼回数〜

		朝食（回）	昼食（回）	夕食（回）	1食当たりの平均（回）
スタッフA	1日目	186	375	489	350
		パン・ヨーグルト	カップ麺・サラダ	野菜炒め・豆腐	
	1週間の平均	184	556	368	369
スタッフB	1日目	0	582	120	234
		青汁	塩サバ弁当	納豆・豆腐	
	1週間の平均	17	403	488	302
スタッフC	1日目	145	660	430	412
		おにぎり	ポトフ&パン	もつ焼き卵焼きサラダ	
	1週間の平均	140	772	375	429
スタッフD	1日目	166	322	0	163
		ご飯味噌汁	タンメン	食べていない	
	1週間の平均	123	454	0	186
スタッフE	1日目	389	420	598	469
		食パン、リンゴ、バナナ	チキン、温野菜、味噌汁、ご飯	里芋煮砂肝	
	1週間の平均	324	308	461	364

歯が生える順番にも、異変！

子育ての経験がある人なら、「乳歯が抜けて、永久歯が生えてきた！」とか、「他の子は、もう前歯が生えているのに、うちの子は遅いなあ……」と、一喜一憂したことがあるのではないでしょうか？

一般的には、「歯が生えてくる時期も、順番も個人差がある」と言われています。確かにその通りなのですが、少なくとも永久歯の場合、どの歯から生えてくるか、その順番によって、その後の歯並びや舌ストレスの運命が決まると言っても過言ではありません。

私たちの永久歯は、親知らずをのぞくと全部で28本あります。

人間の噛む力は、成人男性でおよそ70kg、成人女性でおよそ50kg。体重とほぼ同じくらいの負担がかかります。つまり、歯を人間にたとえるなら、噛むという重労働の負担を、28人で分け合っているわけです。

28人には、それぞれ役割や得意分野があって、大きい食べ物をザックリ刻むのが得意な者もいれば、力が強く、ギリギリと食べ物をすり潰して粉々にするのが得意な者もいます。

一番力持ちなのは、「臼歯《きゅうし》」と呼ばれる奥歯たちで、上下左右4本ずつ、計16本の「臼歯」

が、「噛む力」のほとんどを引き受けています。そして、その間は他の歯を休ませてあげています。これを、ディスクルージョン（＝離開）といいます。

歯が欠けたり抜けたりしても、何度でも新しい歯が生えてくるワニやヘビなどと違って、私たち人間の歯は、乳歯から永久歯に生え替わったら、二度と新しい歯が生えてくることはありません。そこで、28本の歯が適材適所で力を発揮し、順番に休みながら、効率よく働くシステムになっているのです。

さて、力持ちの「臼歯」の中でも、一番大きくて、一番重要な、「咬み合わせの鍵」とも呼ばれている歯があります。それは、「第一大臼歯」。親知らずを除いて、後ろから二番目にある歯です。6歳頃に永久歯の中でもっとも早く生えてくるので、「6歳臼歯」とも呼ばれます。ところが、最近では、この6歳臼歯より先に前歯などの他の歯が生えてくる子供が多くなっています。

先ほどもお話ししたように、「歯が生えてくる順番には、個人差がある」と言われますので、おそらく、たとえ前歯が先に生えてきて歯医者さんに相談しても、「特に心配ないですよ」と言われるでしょう。でも、実はこれは由々しき問題なのです。

何しろ、6歳臼歯は一番最初に生えてきて、他の乳歯が永久歯に生え替わるまでの間、ずっとひとりで頑張ってくれる〝頼れる長男〟です。長男より小さくて力が弱い弟たちが先に生えてきても、「咬み合わせの鍵」にはなれません。そのため、6歳臼歯が一番最初に生えこないと、咬み合わせや歯列の乱れなどにつながると警鐘を鳴らす専門家もいます。

実際、先に前歯が生えてくると、「上顎前突」＝出っ歯になるという研究報告もあります。

また、生えてくる順番の狂いは、幼児期の「噛むトレーニング」にも影響します。したがって、あごの大きさや形にも影響すると考えられます。

6歳臼歯の形は30万年前に完成し、それが現代に至るまで綿々とDNAによって引き継がれてきました。これは、他の歯には見られない特徴です。そのため、生えてくる順番が変わってしまったことを、「大進化」と呼ぶ研究者もいますが、どうでしょうか?

進化というより退化のような気がするのは、私だけでしょうか。

少なくとも、この大切な6歳臼歯が、もし、虫歯などで壮年期を待たずに抜けてしまったら、お口の健康はもちろん、全身の健康にとってどれだけ大きな損失となるか、それは想像に難くありません。

6歳臼歯は、噛む面の溝が深くて複雑な形をしているため、虫歯になりやすいのも特徴のひとつです。ぜひ、この歯が虫歯にならないよう注意してください。

■永久歯と乳歯

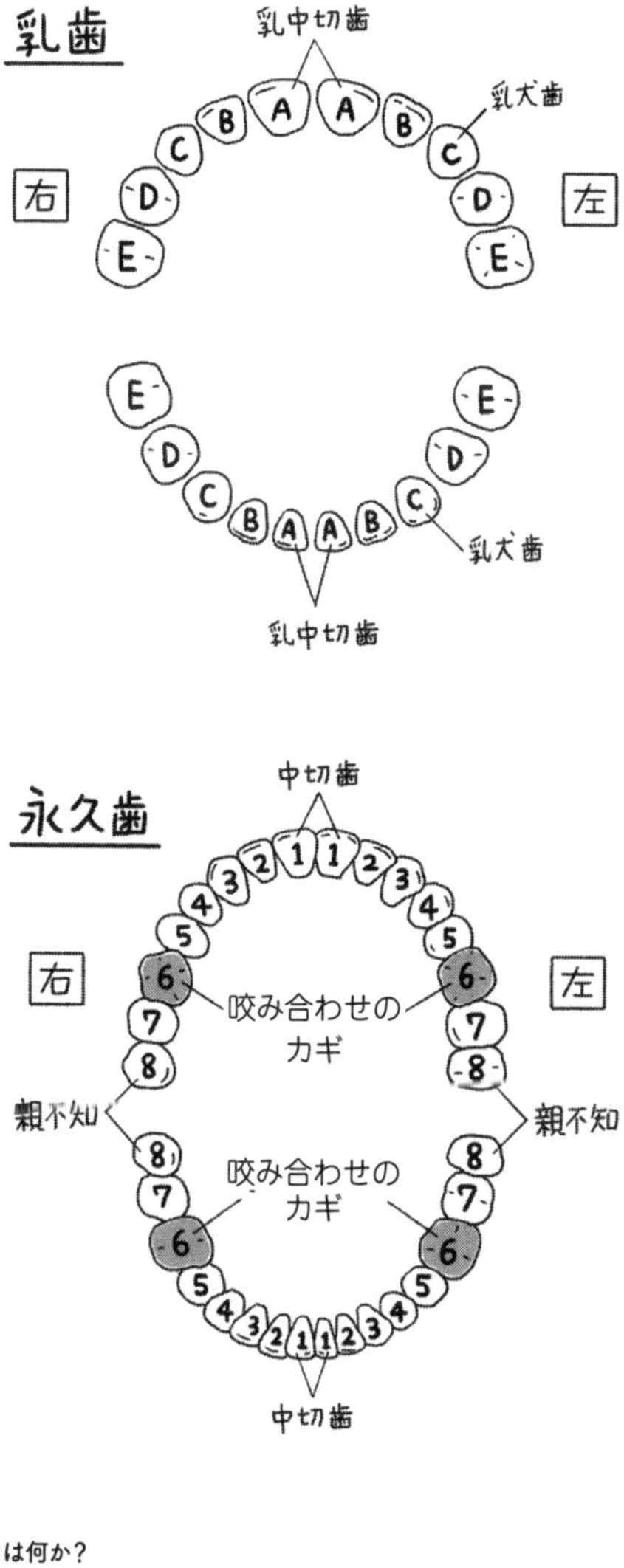
乳歯
乳中切歯
乳犬歯
右
左
A
B
C
D
E
乳犬歯
乳中切歯
永久歯
中切歯
右
左
咬み合わせのカギ
親不知
親不知
咬み合わせのカギ
中切歯

「舌」は、母胎の中で早くにつくられる

ここでもう一度、昔の人と現代人の、あごと歯の状態がどれほど異なるか、おさらいしてみましょう。

【昔の人】①あごが大きく発達している
②歯がまっすぐ、直立している
③硬いものをよく食べるため、歯が削れて丸くなっている
④あごの大きさにふさわしい、歯の大きさ

【現代人】❶咀嚼回数が少ないため、「あごが小さい」
❷「歯が舌側に倒れ込んでいる」
❸硬いものをあまり食べないため、「歯の尖りが多い」
❹あごの大きさに不釣り合いなほど、「歯が大きい」

このように変化してしまった結果、舌がどれほど困った状況に置かれているか、もう一度おさらいしてみましょう。

舌の部屋は、歯のアーチの中です。

歯のアーチは「ヒューマン・スケール」から「ドッグ・スケール」や「チンパンジー・スケール」へと変化しているのに、歯は大きくなり、舌を痛めつける歯の尖りも増えています。舌にとっては、あまりにも理不尽な状況ですよね。

そして、ここでもうひとつ注目していただきたいのが、歯やあごの大きさは昔に比べてずいぶん変化しているのに、「舌の大きさは昔の人と同じ」と言われているということです。

ではなぜ舌だけは、昔ながらのサイズなのでしょうか？

実は、舌は、まだ胎児の頃に、あごよりもずっと早い段階でつくられています。

それに比べて、歯のアーチは18歳頃に完成します。

私たちは、お母さんの胎内にいる十月十日の間に、生物が真核細胞から魚類へ、さらに、両生類、爬虫類、哺乳類へと進化してきた10億〜20億年にもわたる進化の過程を猛スピードで駆け抜けていきます。

その途中で「魚の時代」を経験するため、胎児には一時的に「鰓弓《さいきゅう》」と呼ばれるエラができます。そして、成長するに従ってこのエラが伸びてきて、耳や鼻、咽頭やあごなどの器官に分化・変化していくのです。

ところが、舌だけはエラとは別進行で、舌下神経という神経が担当して、早い時期につくられます。

なぜなら、胎児はお母さんのお腹の中で羊水をゴクゴク飲んで、生まれた後、お乳を飲むトレーニングをしなければなりません。また、生後1歳になる頃には、おしゃべりのトレーニングをしなければなりません。そのためには、舌が不可欠です。

つまり、舌は早い段階で必要となるため、先につくられるのです。

このとき、舌ははるか昔から遺伝子に刻まれてきた「設計図」の通りにつくられます。

ところが、この「設計図」は、将来、歯のアーチが「ヒューマン・スケール」になるだろうという前提に基づいて設計されたものです。

それはそうですよね。まさか人間の歯のアーチがこんなに細くなるなんて、さすがの遺伝子にも予測できなかったはずです。

でも、大人になって気づいたときには後の祭りです。舌は、できあがった歯のアーチの中に入って生きていくしか仕方ありません。

かくして、私たちの舌は、小さな歯のアーチから逃げ出すこともできず、まわりの歯に当たって傷つかないようにおびえながら、暮らしていくハメになったというわけです。

■胎児の鰓弓（さいきゅう）

胎内でお魚さんだった頃

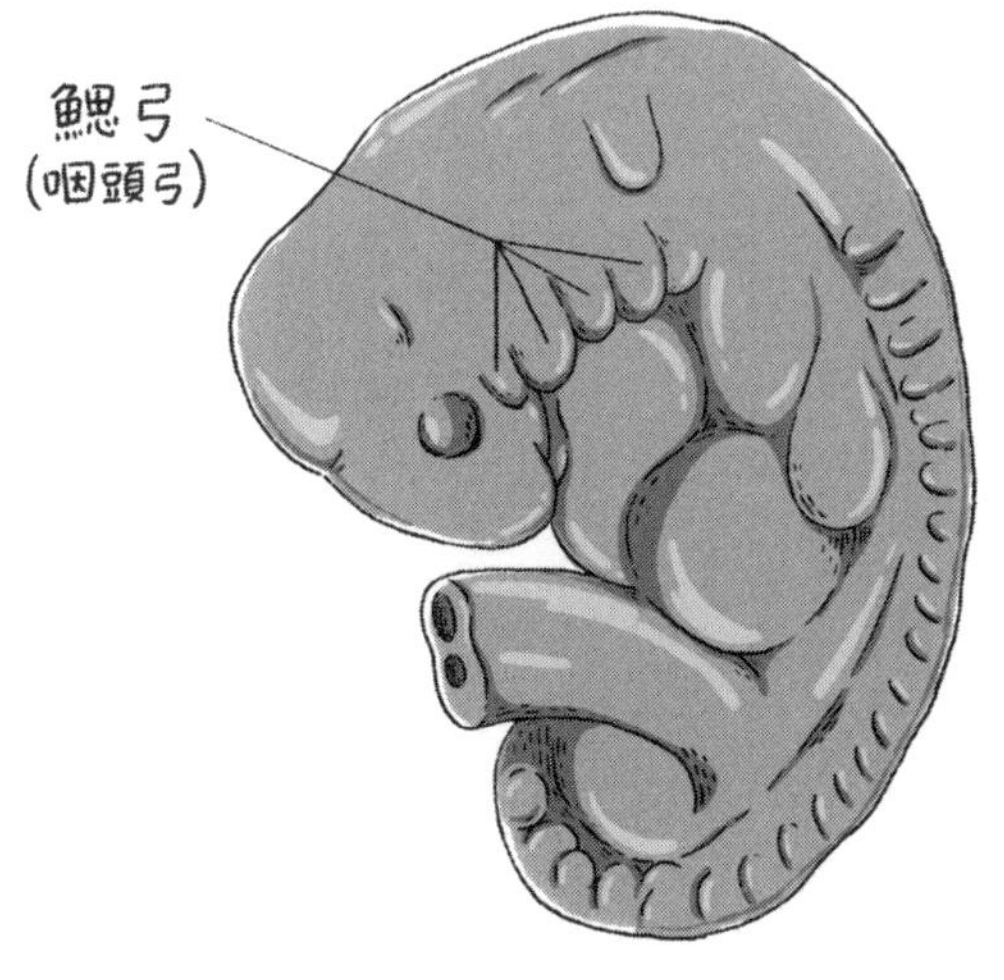

舌は、歯と「がん」から逃げている

こうして、狭い空間に押し込められる運命となった舌にとって、歯は天敵のような存在になってしまいました。

左の写真は、私のクリニックの23歳の元スタッフの口腔内です。若い女性の場合、歯のアーチは「ドッグ・スケール」か、「チンパンジー・スケール」が多いのですが、彼女は「ドッグ・スケール」です。しかも、「あごが小さい」「歯が舌側に倒れ込んでいる」「歯の尖りが多い」「歯が大きい」という現代人のあごと歯の四大特徴がすべて揃っています。

舌には歯型もついていますから、おそらく日常的に歯でこすられ、傷つけられていることでしょう。当然、舌は大きなストレスを受けるわけですが、中でももっとも怖いのは、「舌がん」のリスクが高まる、ということです。

近年、口腔がんになる人が増えており、中でも若い人の間で「舌がん」になる人が増えていると言われています。その原因ははっきりとはわかっていません。というより、口腔がんの発生率は非常に低く、全身のがんの約5％未満のため、あまり注意を払われていないというのが本当のところでしょう。

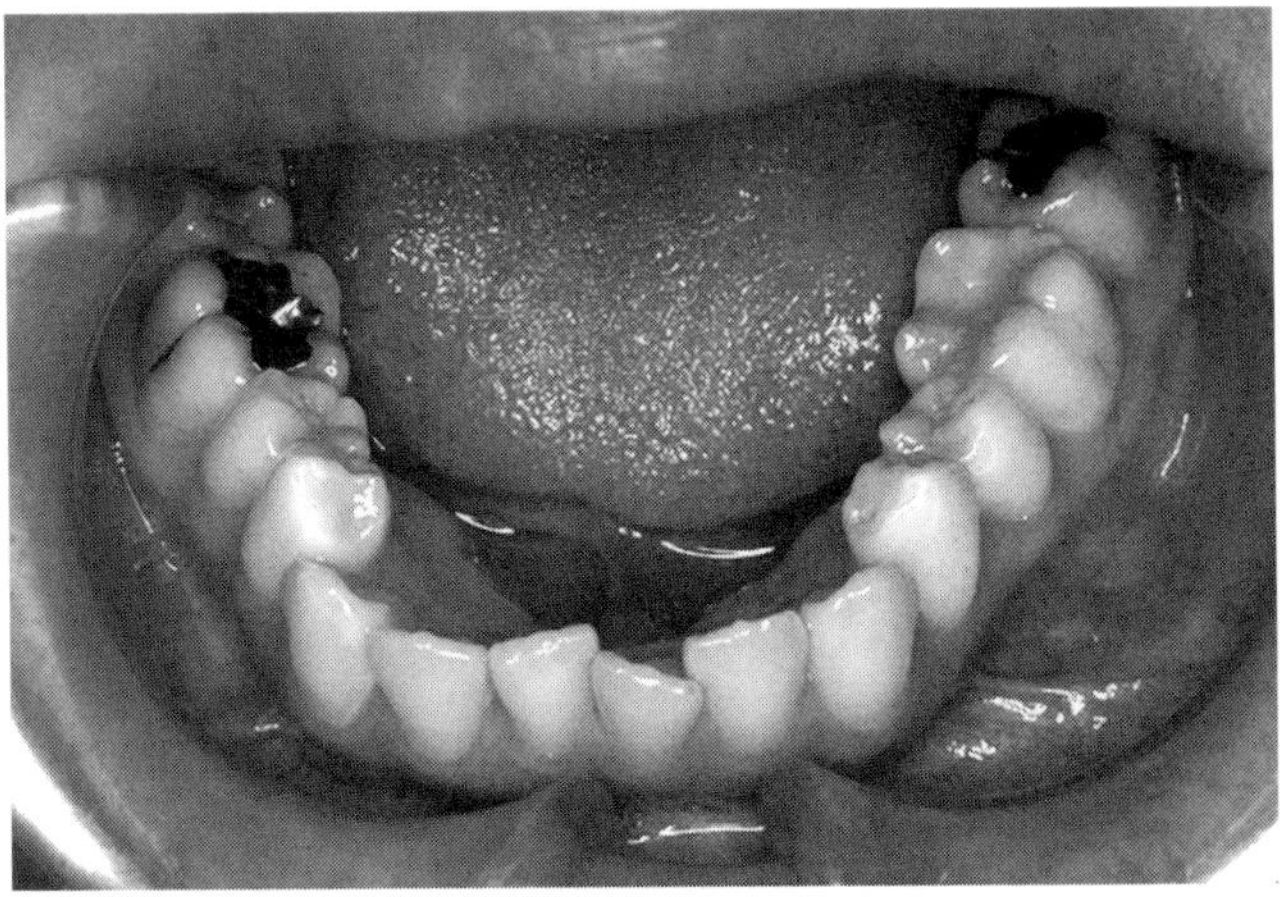

▲当クリニックの女性スタッフの口腔内写真。現代人のあごと歯の四大特徴が揃っている。

しかし、舌がんを含む口腔・咽頭がんの罹患者数は、1996年には約8600人でしたが、20年後の2016年には約2万2000人と、約2・5倍に増加しています。

残念ながら舌がんだけのデータは公表されていませんが、ほぼ同様の傾向がみられる米国の舌がんの罹患者数の推移を見ると、この20年でやはり約2・7倍に増えています。

もはや無視できないレベルの増加率です。

また、従来、口腔がんは喫煙や飲酒の機会が多い中高年男性に多いと言われてきましたが、近年の口腔がん罹患者の男女比は3：2。女性の口腔がんが増えており、中でも若い女性の罹患率が高まっているという報告もあります。（日本癌治療ガイドラインより）

これは、若い女性のほとんどが「ドッグ・スケール」あるいは「チンパンジー・スケール」であることと決して無関係ではない、と私個人としては考えておりますし、口腔外科のがんの専門医の先生も着目しております。

細胞は継続的・慢性的に刺激されていると、がんのリスクがぐっと高まります。

刺激には、「物理的刺激」と「化学的刺激」があり、化学的刺激は飲酒や喫煙の他、逆流性食道炎などによる胃液などによるものはあります。しかし、若い女性に増えているとなれば、やはり、あごが小さくなったことによる「物理的刺激」、つまり「歯の刺激」が主だと考えるのが自然でしょう。

舌は本来、血流がよく、よく動いていて逃げられるし、熱も高いからこそ、がんになりにくい臓器と考えられてきました。しかし、もうそんなことを言っている場合ではありません。むしろ、血流がよく、よく動いていて熱も高いのに、罹患者数が増えているのはなぜか、と考えるべきでしょう。

他のがんの場合、遺伝的なものもありますが、舌がんを含む口腔がんの場合、基本的には慢性刺激が要因だと言われています。つまり、舌がんは生まれつきの避けられない運命などではなく、予防・改善できるということです。

舌が歯の存在を恐れていつも逃げ回っているのは、舌がんにならずに生き延びるためなのかもしれません。早く、舌のそんな状況に気づいてあげて欲しいと思います。

現代は超高齢社会です。たとえ今は大丈夫でも、20年後、50年後も舌がんから逃げ切れるとは限らないということを、ぜひ心に留めておいてください。

舌が自由に動き回れるのは、7つの舌筋があるから

さて、これまで舌の過酷な環境に関するお話ばかりしてきましたが、ここでちょっと、舌のすばらしい能力についてもご紹介したおきたいと思います。

私たちはふだん、無意識に食事をしたり、おしゃべりをしたり、歌ったりしているわけですが、これらはすべて、舌のすばらしい構造と能力のおかげです。

まず、左の図を見てください。筋肉が縦横無尽にビッシリと張り巡らされていますね。

舌は、4つの「内舌筋」と3つの「外舌筋」の計7つの舌筋でできています。

「内舌筋」は主に舌の形を変えるための筋肉です。これが立体的に交差しているおかげで、大きくふくらんだり、キュット小さく縮んだりできます。

「外舌筋」は、主に舌を動かす筋肉で、舌骨と呼ばれる小さな骨につながっています。

のど仏のあたりを触ってみてください。ゴクンと唾を飲み込むと、上下に動きますね。そののど仏の1cmほど上にあるU字型の骨が、舌骨です。私たちがあっかんべーをして見えているのは、舌の3分の2を占める舌の本体「舌体《ぜったい》」だけ。その後ろに残りの3分の1を占める「舌根《ぜっこん》」があり、舌骨のあたりまで続いているのです。

■3つの外舌筋と4つの内舌筋

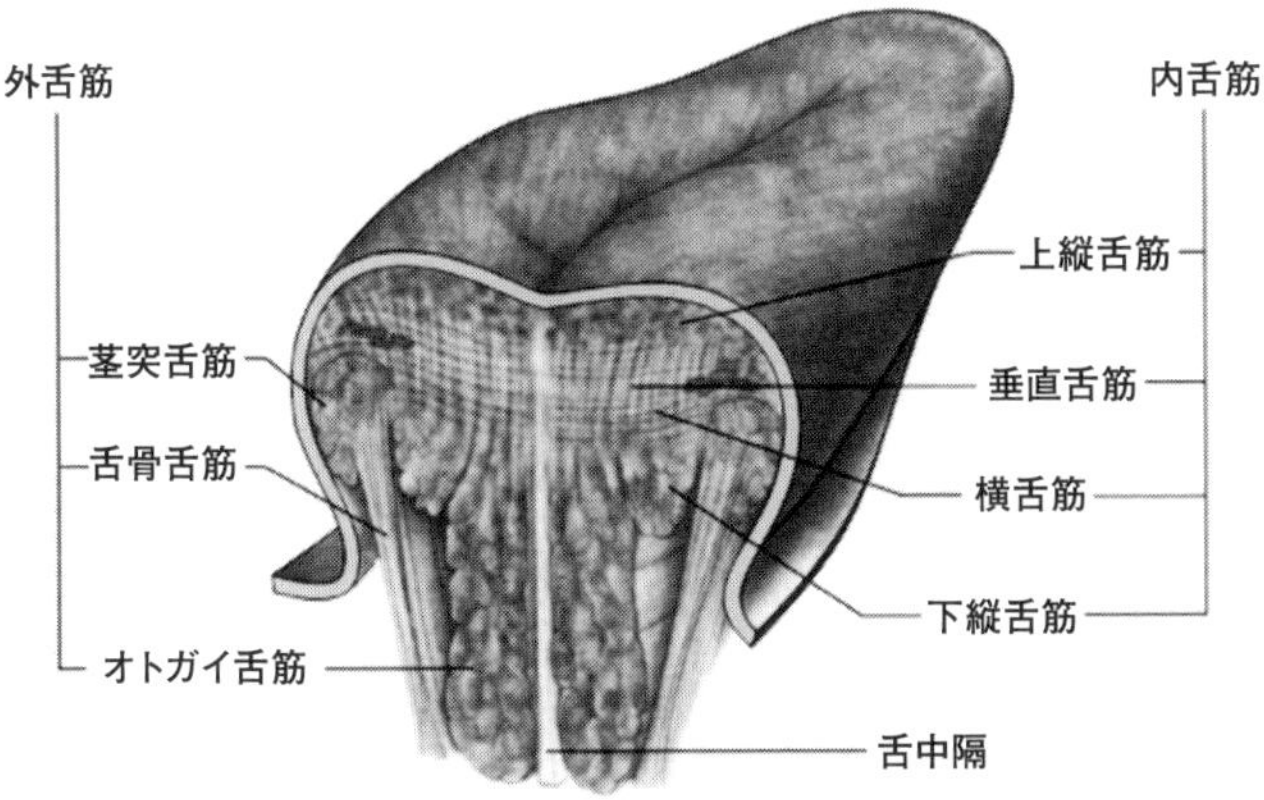

実はこの舌骨、私たちの体の骨の中でも珍しい、他のどの骨ともつながっていない、「空中に浮かんでいる骨」です。舌骨のまわりにある舌骨上筋群・舌骨下筋群という筋肉と結合しているおかげで、空中に浮かんでいられるのです。

舌が自由に動き回れるのは、外舌筋・内舌筋が連動しているからです。そのおかげで、先ほどもお話ししたように、舌がんにならないよう、歯の鋭い尖りをよけて器用に逃げ回ることができるわけです。

といっても、歯のアーチが犬やチンパンジーのような形になっていると、まったく歯に当たらず、こすれず、というわけにはいきません。

特に、舌の付け根である「舌根」のそばには、歯の中でも一番大きな「第一大臼歯（6歳臼歯）」などの奥歯が並んでいて、いくら歯をよけようとしても、どうしても当たってしまいます。そのため、一番舌がんになりやすいのも、このあたりです。

奥歯は歯ブラシが届きにくいため虫歯になりやすいのですが、奥歯に虫歯や義歯、大きなかぶせもの（補綴物）などがあるだけでも、舌にとっては大変なストレスとなります。できるだけ虫歯にならないようにしてあげましょう。

舌は命を守るイミグレーション

舌には、口に入ってきたものの安全性をチェックし、有害なものが体内に入る前に排除する、つまり吐き出すという仕組みも備わっています。

舌の表面には、「乳頭」と呼ばれる突起物があり、そこには「味蕾《みらい》」という味覚センサーが埋まっていて、甘み・塩み・酸み・苦み・旨みなどの味覚を感じるという役割があります。動物は、「苦い」「まずい」「毒だ！」と感じたら、吐き出したくなるわけです。

また、その乳頭の中でも、味を感じる重要な働きをしているのが、わずか7～12個ほどしかない、「有郭乳頭《ゆうかくにゅうとう》」です。

この「有郭乳頭」は、あっかんべーをして見える部分「舌体」と見えない部分「舌根」の境目にある、V字型のボーダーラインの手前に並んでいます。他の乳頭よりも大きくてセンサーとしての働きも強い上、有害物質をせき止めたり、有害だと判断したら吐き出すという役割を果たしてくれます。

私たちは、食べ物の色・形・においなどでも「安全な食べ物」かどうかを見分けられますが、動物にとっては舌が有害物質が胃の中に入る直前の「最後の砦」なのです。

また、鼻や口には、ウイルスなどの病原体を排除するためのシステムも備わっています。そのシステムを担っているのは、リンパ組織の塊である「扁桃《へんとう》」です。

扁桃には、一般的に「扁桃腺」と呼ばれる口蓋扁桃《こうがいへんとう》の他、咽頭扁桃、耳管扁桃、そして舌の付け根にある舌小胞（舌扁桃）の4つがあり、のどを囲むように分布しているため、「ワルダイエルの咽頭輪」とも呼ばれます。

たとえば、風邪をひくとのどが腫れて赤くなったり、熱が出たりしますよね。これは、口蓋扁桃が病原体に反応して生体防御力を発揮し、攻撃している証拠です。病原体をやっつけるとき、自らも傷ついてしまい、炎症を起こしているのです。

また、咽頭扁桃が腫れると鼻づまりを起こしたり、耳管扁桃まで腫れて中耳炎を起こしやすくなります。舌扁桃が腫れると、のどが詰まる感じがします。風邪が治りかけの頃に、こういう症状になったことはありませんか？

舌乳頭も、4つの扁桃も、体内に異物や病原体が入ってくるのを防ぐための、入国管理所＝イミグレーションであり、最前線防衛基地のようなもの。舌もそのひとつとして、頑張ってくれています。

■有害物質を見分けるセンサー「舌乳頭」と「味蕾」

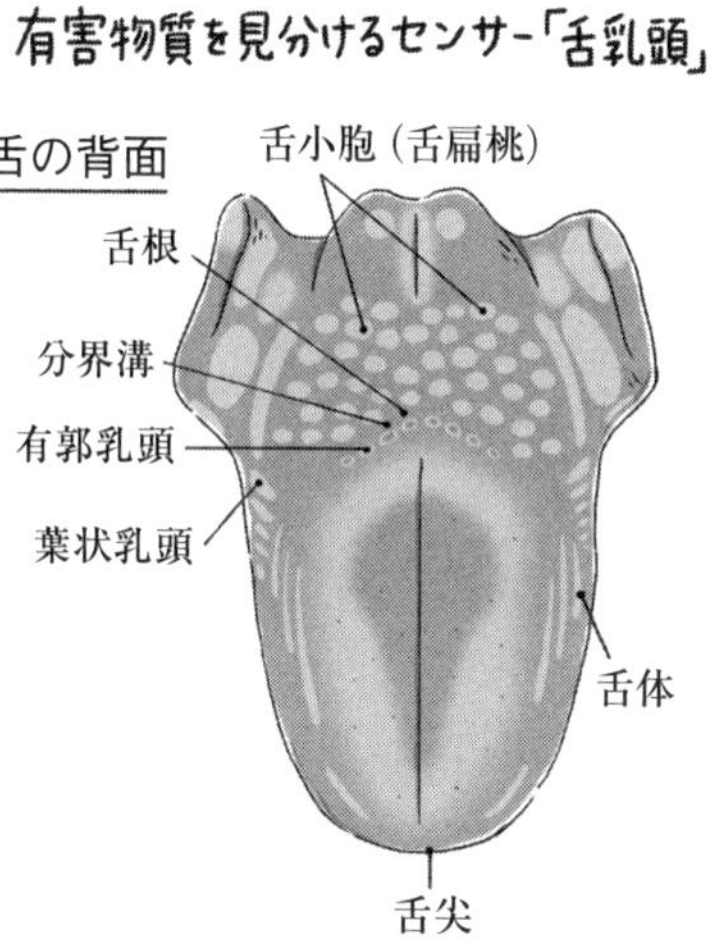

■ワルダイエルの扁桃輪

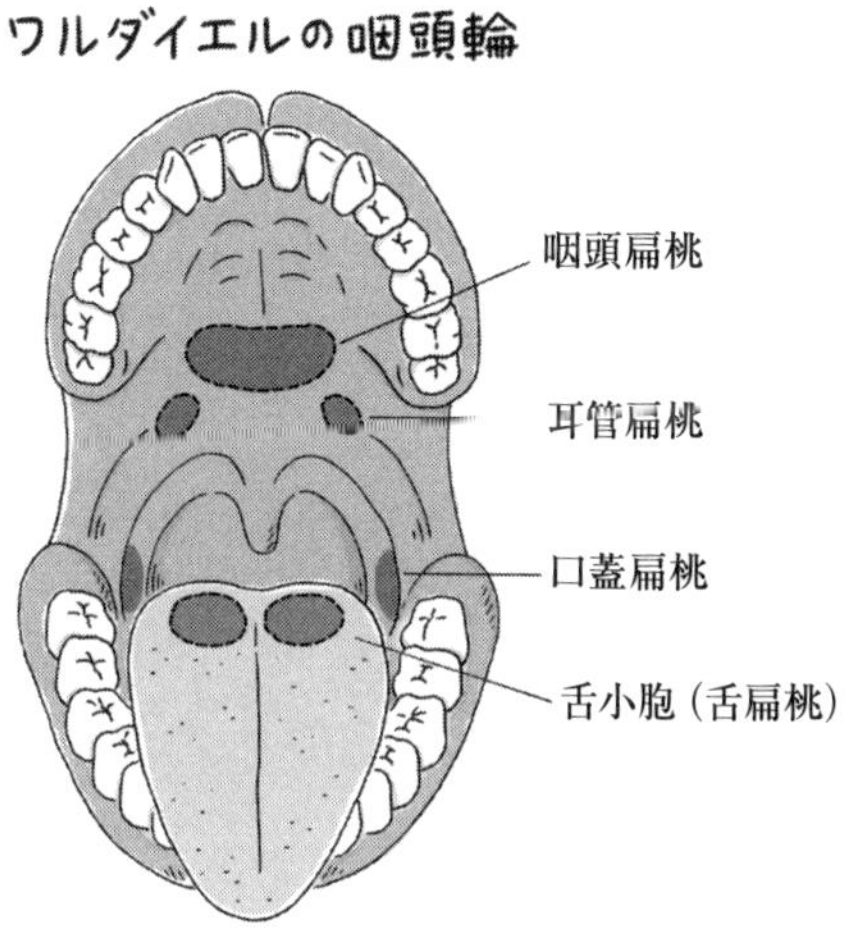

人間だけに与えられた「話す能力」

ヒトがサルと大きく違うのは、「話す能力」を獲得しているということです。

ヒトもサルも、舌の奥のほうには、鼻から食道につながる道「咽頭《いんとう》」と、のどから気管につながる道「喉頭《こうとう》」の2本の道があります。

ところが、ヒトの咽頭と喉頭は、サルに比べてかなり低い位置にあり、喉頭が咽頭の中にすっぽりと入り込んだ形になっています。これは、ヒトが直立歩行を始めたことで、首が直立し、口が奥に引っ込んだのだと考えられています。そしてこのことが、ヒトが話すことができるようになる、大きなきっかけとなりました。

なぜなら、声帯でつくった空気の振動＝音を増幅させるには、咽頭が笛のように長くなければなりません。でも、サルは喉頭が人より上についているので、声帯でつくった音を複雑に変えることができません。

だから、キャッキャッ、キーキーという高い音の鳴き声しか出せないのです。

これは、ヒトの赤ちゃんも同じです。赤ちゃんも、まだ咽頭や喉頭が高い位置にあり、成長するに従って下のほうに下がっていきます。

ヒトとサルの違い

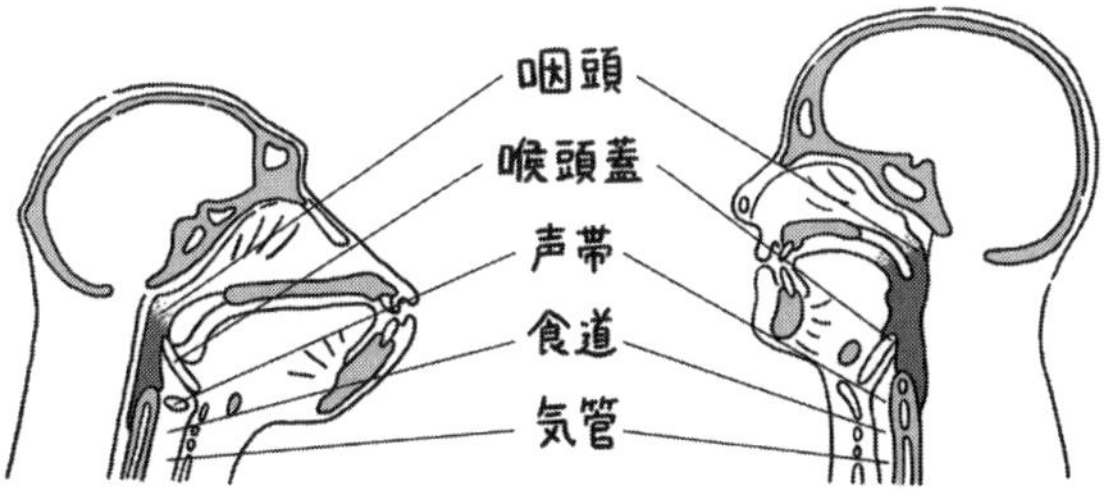

※安藤正之著『人は口から死んでいく』(自由国民社)より抜粋

ただし、ヒトは喉頭・咽頭が下がってしまったおかげで、さまざまなリスクを負うことになりました。

ヒトもサルも、気管の入り口には喉頭蓋というフタがついています。通常、ものを飲み込むときはこのフタがパタンと閉まるため、食べ物や飲み物、ツバなどが気管に入ることはありません。実は、このフタの開け閉めをコントロールする上で重要な役割を果たしているのが、舌骨および舌の動きです。

ツバを飲み込んでみてください。舌が上あごにグッと押しつけられていませんか？　こうすることで喉頭が引き上がり、気管のフタがパタンと閉まる仕組みになっています。

ところが、ヒトは喉頭・咽頭がのどの奥のほうに下がっているため、舌骨や舌の機能低下により、フタが完全に閉まりきらず、食べ物や飲み物が誤って気管に入ってしまうことがあります。

そのため、サルなどは「息を吸いながら水を飲む」ということができるのですが、ヒトがそんなことをしたら、むせかえってしまいます。

また、舌や舌骨の機能が低下してくると、食べ物や飲み物、ツバと一緒に口の中の虫歯菌や歯周病菌が気管に入り、肺に炎症を起こしてしまうこともあります。これが、現在高齢者の死因で上位に上がっている「肺炎」（誤嚥性肺炎を含む）の要因のひとつとなっているのです。

そうならないためには、口のまわりの筋肉や、舌筋、舌骨上筋群などの筋肉を鍛えておくことが大切です。効果的な訓練としては、福岡市の「みらいクリニック」院長で内科医の今井一彰先生が発明した、「あいうべ体操」がおすすめです。この運動で、口のまわりの筋肉だけでなく、舌筋も鍛えられます。また、あわせて行いたいのが頭部挙上訓練（シャキア訓練）といわれる、舌骨上筋群を鍛える方法です。以下を参考に、無理をせず徐々に鍛えていきましょう。

※参考
「あいうべ体操」……「みらいクリニック」ＨＰ　https://mirai-iryou.com/aiube/
「頭部挙上訓練（シャキア訓練）」……健康長寿ネット（長寿科学振興財団）
https://www.tyojyu.or.jp/net/byouki/engeseihaishikkan/enge-kiso.html

トカゲ型二重あごに気をつけろ!

「話す能力」を手に入れたために、背負ってしまったものが、もうひとつあります。それは、二重あご。年齢を重ねていくと、どんなに若々しくてスマートな人でも、だんだんあごのまわりがゆるんできて、二重あごになりやすくなりますよね。

これも、舌骨と深い関係があります。

舌骨は、舌骨上筋群によって吊り下げられています。そのため、この筋肉が衰えて、舌骨が下がってきてしまうと、舌がのどのほうにズルッと落ち込んできて、首まわりの皮膚がたるみ、トカゲのあごのような二重あごになってしまいます。高齢になると滑舌が悪くなってくるのも、舌が落っこちてきて、うまくコントロールできなくなるからです。

また、先ほどご紹介したように、誤嚥性肺炎のリスクも高まるのですが、同時に、睡眠時無呼吸症候群のリスクも高まります。

睡眠時無呼吸症候群の多くは、眠っている間に気道が圧迫されて、呼吸ができなくなることで起こります。そのため、首やのどのまわりに脂肪がたくさんついたメタボの人がなるもの、というイメージがあるのではないでしょうか?

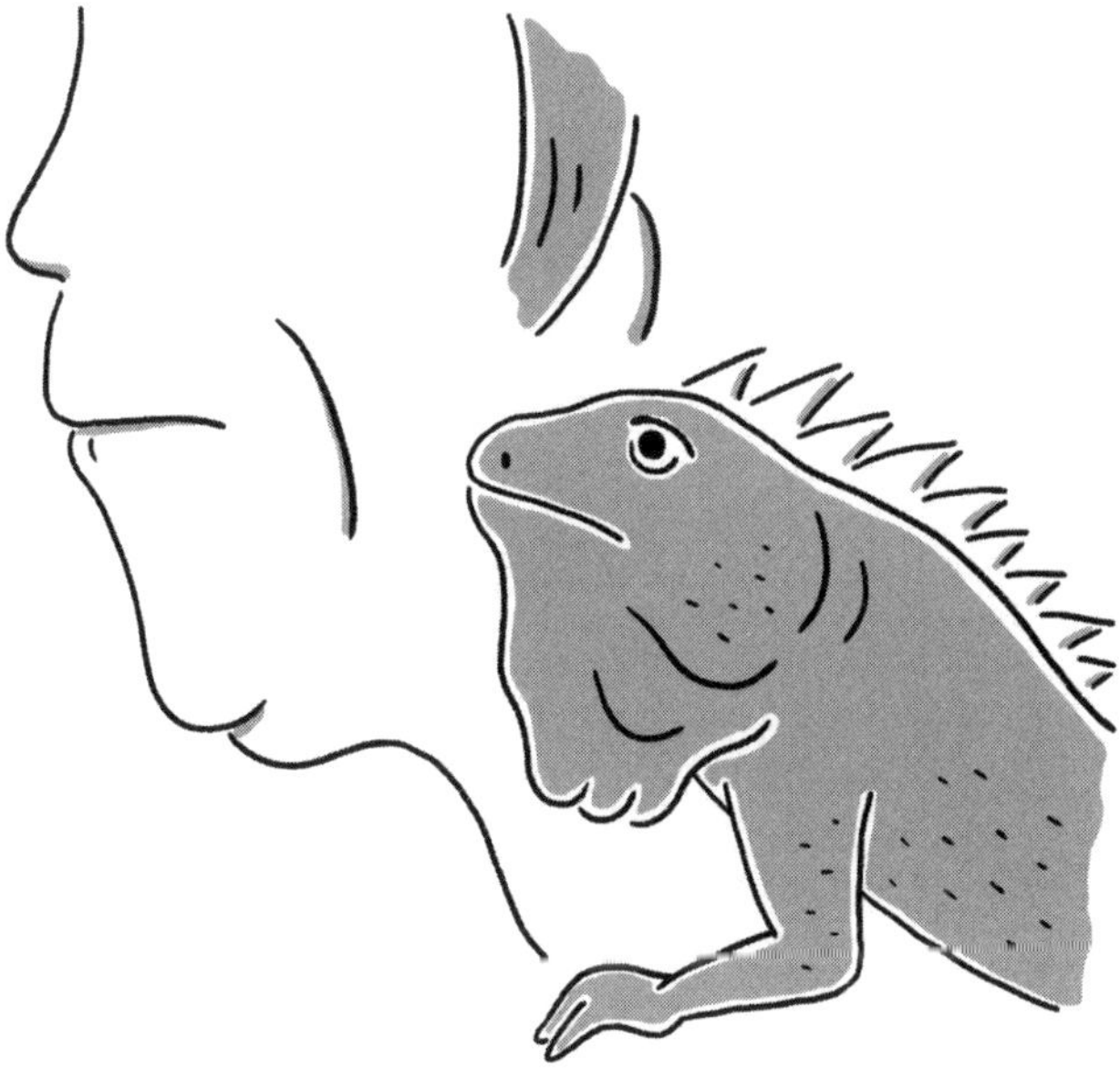

第２章
舌ストレスとは何か？

しかし、筋肉が衰えることによって舌骨が下がってきても、気道を圧迫してふさいでしまう原因になります。

特に、あごが小さく細くなっている現代人は、仰向けになるだけでも、舌根がのどに落ち込みやすい傾向があるようです。

これは、舌が歯に当たらないよう緊張して上がってしまい、のどのほうへ逃げてしまうのが原因だと思われます。

とりわけ、「ドッグ・スケール」や「チンパンジー・スケール」の人で、歯並びや咬み合わせが悪い人、虫歯や大きなかぶせもの、義歯などが口の中にあって、口の中に尖りがたくさんある人は、たとえ太っていなくても、睡眠時無呼吸になりかねないということです。

健康を維持するためにも、見た目の若さのためにも、まずは、舌がゆったりリラックスしたり、自由に動き回ったりできる空間を確保する必要があります。なので、ふだんからよく噛んで食べ、あごや舌を動かす筋肉が衰えないようトレーニングしておくことも、とても大切なのです。

メタボな人は、舌も肥大化する⁉

「舌ったらず」という言葉がありますが、これは、舌の長さというより、歯に問題があって舌が縮みあがっているか、話し方のクセのようなものかもしれません。

「舌小帯短縮症《ぜっしょうたいたんしゅくしょう》」といって、生まれつき舌の裏側についているヒダが短かったり、ヒダが舌の先端までついていて、舌が自由に動けず、滑舌が悪い人はいますが、舌そのものが極端に短くて滑舌が悪いという人には、あまりお目にかかったことがありません。

舌の形には、歯のアーチほど大きな個人差はないと考えられています。つまり、みんなヒューマンサイズの舌を持って生まれてくるのです。

しかし、舌のサイズは後天的に変化する場合があります。

その原因のひとつがメタボです。私の経験上、メタボ体型の男性は比較的「巨大舌」の人が多いようです。

舌は筋肉の塊だとお話ししましたが、その隙間には血管がギッシリと張り巡らされています。

ですから、水分代謝が悪くて体がむくんでいるようなときは、舌も如実にむくんで肥大化しますし、逆に、水分不足だとカサカサにしなびてしまいます。

私にも身に覚えがあります。若い頃、アマチュアボクシングをやっていたのですが、試合前の減量で水もあまり飲まないようにしていたら、舌がまるでマツカサのようにカサカサになってしまいました。そして、計量後に大量のスポーツ飲料を勢いよく飲み干したら、みるみるうちに元のふっくらみずみずしい舌に戻ったのです。

よく「健康のため、1日2リットルは水を飲みましょう」と言われますが、舌を診る限り、私はあまりおすすめできません。中国医学でいう「水毒」、つまり、水の摂りすぎが原因で、むくんで肥大化した舌をよくみかけるからです。

私はこの分野の専門家ではありませんが、水は「のどが渇いたなと思ったら、飲む」。それも、一度に大量に飲むのではなく、少しずつこまめに飲むのが、人の生理には合っているように思います。

太って舌が肥大化している人は、私がいくら舌ストレスを解消するための治療を行っても、効果が出ません。なので、メタボの人は、まず痩せましょう。

安藤メソッドでは、まず、舌に当たったり、傷つけたりしている歯を丸めたり削ったりします。といっても、表面をわずか0・5㎜程度削るだけなので痛みは感じません。たったこれだけでも、舌のストレスはかなり解消できるのです。

ところが、舌が肥大化している人は、0・5㎜程度削っても、どんどん舌のほうから歯に向かって押し寄せてきます。とはいえ、これ以上削ると痛みが出る可能性があるため、削るに削れず、お手上げ状態になってしまうのです。

このように、巨大舌だと、たとえ歯のアーチが広くて歯にも何も問題がない場合でも、歯にこすれてダメージを受けてしまいます。また、巨大舌の舌根が舌骨ごとのどのほうに落ちてきたら、それだけで気管をふさいで睡眠時無呼吸の原因になってしまいかねません。

現在、ダイエット効果が科学的に証明されているのは糖質制限だけです。筋肉が落ちてしまわないようジムなどに通って筋トレをしつつ、タンパク質をしっかり摂って糖質の摂りすぎを控えましょう。

また、日頃からこまめに動くなど、日常での運動量を増やしていくとより効果的です。

肥満は舌にとっても大敵です。ぜひ頑張ってみてください。

現代人はますます「小あご」になっていく⁉

私たち日本人は、縄文人と弥生人のハイブリッド（混血）と言われています。

まだ日本と大陸が陸続きだった約4万年前、東アジアから日本列島へと移住してきた縄文人は、毛深くて彫りが深く、目鼻立ちがはっきりした、エラの張った四角い顔をしていました。一方、約3000年前、稲作文化をたずさえて渡来してきた渡来弥生人は、あごが細く、平たくて面長の、のっぺりした顔です。

最近の研究で、現代人の遺伝子にはだいたい2：8の割合で、両者の遺伝子情報が受け継がれていることがわかってきました。しかし、現代に至るまでの各時代の人骨を調べた調査では、人の顔は、食べ物によって大きく変わってきたことがわかっています。

たとえば同じ江戸時代でも、メザシやタクアンをおかずに玄米を食べていた庶民の顔は幅広であごもガッチリしていますが、魚の切り身やすり身のようなやわらかいものばかり食べていた将軍家や公家たちは、浮世絵のような細長い顔です。そのため、歯並びの悪い人も大勢いたようですが、現代人ほどひどい状態ではなかったようです。

ここ100年で、あごの骨は30％も小さくなっていると言う科学者もいます。

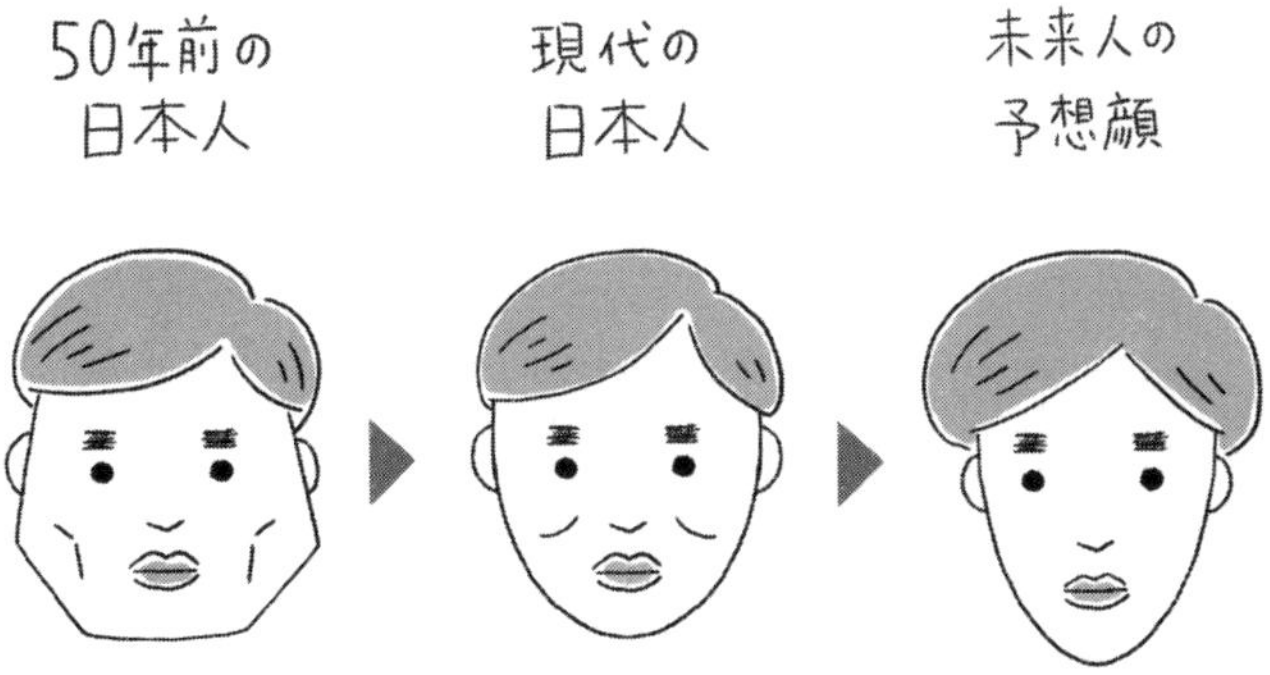
50年前の
日本人
現代の
日本人
未来人の
予想顔

しかし、実際に日本人の顔つきが大きく変わり始めたのは、ここ半世紀ほどのことではないでしょうか。

このままいくと、未来の日本人は、今よりもっとあごの細い、細長い顔になると予測する人もいますが、これは、あながち間違いではないでしょう。

歯科医になって30年以上、延べ7000人以上の患者さんを診てきましたが、子供や若い人たちのあごのサイズは、小さくなり続けてきたように思います。「いくらなんでも、これ以上小さくならないだろう」とは、とても思えない状況なのです。

まわりを見渡してみても、小顔で八頭身の、スーパーモデルのような若者が増えていますよね。しかしそれと比例して、歯並びや咬み合わせに問題がある人も増え続けています。

現在、歯科の世界は、史上類を見ないほどの「矯正ブーム」と言えますが、そのほとんどは「見た目を美しく整える」のが目的です。

「舌」という視点を持たずに矯正を行うことは、まさに「木を見て森を見ず」ということ。今後は、患者さんの「舌のストレス」を考慮しつつ、「木を見て森も見る」歯科医が多数輩出されて欲しいと願っています。

子供の未来を救う「小児歯科矯正」のススメ

私が提唱したい、特に大切なことのひとつが、小児歯科矯正です。

今や、あごが小さくなることと、歯が大きくなることを止めるのは難しいと言わざるを得ません。したがって、子供の将来を考えれば、できるだけ早いうちに矯正し、歯のアーチを広げることが肝心です。

では、いつにすべきかというと、時期としては、まだ乳歯と永久歯が混在している「混合歯列期」、6～12歳の間に行うのがベストです。

その際は、ぜひ「矯正の専門家」に診てもらい、このままでは歯のアーチが小さくなりそうだと診断されたら、歯列を整えるだけでなく、エクスパンションという矯正器具を使って、アーチの土台の部分、「顎骨」を広げてもらいましょう。

歯は生きている限り動き続けていきますから、子供のうちに矯正しても、将来、再び調整が必要になるかもしれません。しかし、骨がやわらかいうちに手を加えるのが、一番体に負担が少ないと思います。

また、歯のアーチを広げておけば、大人になってから歯が舌に及ぼす影響をかなり低減できます。もし大人になってから舌ストレスが発生したとしても、ほんの少し歯を丸める程度で改善することができるでしょう。

もし、その時期をすぎてしまったら、ワイヤーとブラケットを使用する、歯科矯正治療の適応となります。いわゆる「本格的歯科矯正」ですね。

あごの骨が完全に完成してしまうと、もう土台の顎骨は広がりません。

しかし、顎骨の上の歯槽骨は、地球のマントルのようなもので、生涯にわたって刻々と動き続けていきます。そのため、あごの骨は広げられなくても、歯槽骨を広げることはできます。

通常の歯科矯正の目的は、歯並びを整えるだけでなく、永久歯をまっすぐに直立させることですから、舌の大切さがわかっている矯正医を選ぶようおすすめします。

ただし、適齢は、思春期頃から40歳頃までと私は考えています。

それ以降は体への負担が大きくなるため、できるだけ40歳頃までに完了しましょう。40代以降の方には、当院では主に歯を丸めるか、かぶせもの（補綴物）をかぶせる方法を推奨しています。

子供であれ、大人であれ、歯科矯正で大切なのは、「舌の大切さを知っている、矯正医」を選ぶことです。

第4章で詳しくお話ししますが、昔も今も、歯科大学では舌のことをあまり教えてくれません。教科書にさえ、ほとんど出てきません。ライブラリーを探しても、舌ストレスや、舌ストレスによる全身への影響に関する文献はありません。

したがって、「歯医者さんなら誰でも舌のことを知っているだろう」などと思うのは、誤解です。残念ながら、舌に注目している歯科医は、現時点ではごく少数派なのです。

特に、小児歯科矯正をお考えの親御さんたちには、後で後悔しないよう、ネット情報だけでなく、実際に話をしてみて、ご自身の目と耳でよく確かめてから、主治医を決めていただくようおすすめします。

子供たちの未来の健康は、歯科医を選ぶ親御さんたちの「目利きの腕」にかかっているのです。

「精密な咬合紙」を使う歯科医を探そう

さて、今度は虫歯などの歯科治療に関する話をしましょう。

虫歯治療をして、詰めものやかぶせものをした後、薄い紙を口の中に入れて、「はい、カチカチ噛んでください」「今度は、ギリギリ歯ぎしりして」などと言われたことはありませんか？　あの紙は「咬合紙」といいます。

虫歯の治療技術は日々進化し続けていて、新たな機器も次々と登場しています。ですから、歯科医自身も常に腕を磨き、アップデートし続けていかねばなりません。それは、当然のことです。

しかし、咬合紙を使って行う、一見、とても地味な作業に見える「咬み合わせ調整」こそ、実は歯科医の腕と経験、そして才能が問われる非常にハイレベルな治療です。

なぜなら、天然の歯は、インプラントのように骨に固定されているわけではありません。歯と骨の間にある歯根膜というクッションの上に乗って、浮いているような状態です。そのため健康な歯でも、「生理的動揺」といって、２００ミクロン（＝０・２㎜）ほどの遊びがあると言われています（ケルバーの補綴学では25％程度）。

咬み合わせ調整は、それを見越した上で、ミクロの精度で行わなければならないのです。そうでなければ、患者さんはわずかの咬み合わせ不良でも、違和感を感じてしまいます。たとえ患者さん自身がその違和感に慣れてしまったとしても、無意識のうちに歯や顎関節はストレスを感じ続けていきます。

そこで重要なのが、「咬合紙」です。

一般的に使われている赤い咬合紙の厚みは30ミクロン。つまり、0・03㎜です。「そんなに薄いのか！」と思われるかもしれませんが、実はこれだと歯の検査道具としては厚すぎます。なぜなら、カチカチ・ギリギリと噛んでいない部分にも、赤い色がついてしまうことがあるからです。私はこれを「ニセの咬合点」と呼んでいます。

患者さんの治療後の健康のためには、「ニセの咬合点」にだまされて歯を削りすぎたり、削り損ねたりしないよう、一般的な咬合紙プラス、さらに薄い咬合紙を使う必要があります。

当クリニックで採用しているのは、「オクルーザル（レジストレーション）ストリップス」といい、銀色の薄いペラペラのもので、厚さ12ミクロン。一般的な咬合紙の約3分の1の厚さです。

ただし、オクルーザルストリップスを使用するような歯科医師の多くは、保険外診療、つまり保険が利かない自由診療を行っているケースが多いようですので、事前によく説明を受けておきましょう。

「医療費はできるだけ安くすませたい」と思っていらっしゃる方もたくさんおられると思いますが、よく勉強されているドクターほど、結果的に保険外診療を選択せざるを得なくなるのも事実です。

また、もうひとつ余計なことを言いますが、オクルーザルストリップスを使っても、どうしても調整が難しいケースもあります。そこを解決できるかどうかは、歯科医の天性の才能にかかっている、としか言いようがありません。医学の世界には「神の手を持つ医師」とか「天才ドクター」と呼ばれる人たちがいますが、歯科医の世界も同様なのです。

そもそも、かぶせものは、舌へのストレスを考慮した大きさや形に仕上げなければ、さまざまな不定愁訴の原因になります。そこまで考えてより精巧に咬み合わせ調整ができる医師は、本当に希少です。

ご自身の健康を守れるのはご本人でしかありません。だからこそ、ご自身の体への投資を惜しまず、患者さん自身も正しい知識を持った上で、信頼できる歯科医を見つけていただきたいと思います。

超高齢社会の課題、入れ歯による舌ストレス

「人生100年」と言われる超高齢社会において、ぜひ知っておいていただきたいのが、入れ歯による舌ストレスです。

ここで1人の患者さんの例をご紹介しましょう。その方はひざが痛くて杖や家族の介助がなくては歩けない状態でしたが、娘さんに介助してもらい、何とか来院されました。入れ歯そのものには特に問題なく、きちんとつくられたものでした。おそらく、優秀な歯科技工士さんが製作されたのだと思います。

しかし、この入れ歯こそが、ひざ痛の原因だったのです。

次頁の写真をご覧ください。印をした部分が、舌を圧迫しているのがわかると思います。また、入れ歯は「辺縁」と呼ばれる端っこの部分が、どうしても大きくなる宿命にあり、これが頬粘膜や舌を刺激してしまいがちです。これは、どんなに優秀な歯科技工士さんがつくっても、同じです。そうしなければ、入れ歯がカパカパと外れてしまうからなのですが、この患者さんの場合も、この辺縁部分が頬粘膜や舌に当たっていて、舌や頬粘膜を刺激・圧迫していました。おそらく、かなり違和感を感じておられたはずです。

■入れ歯による舌ストレス症候群の症例

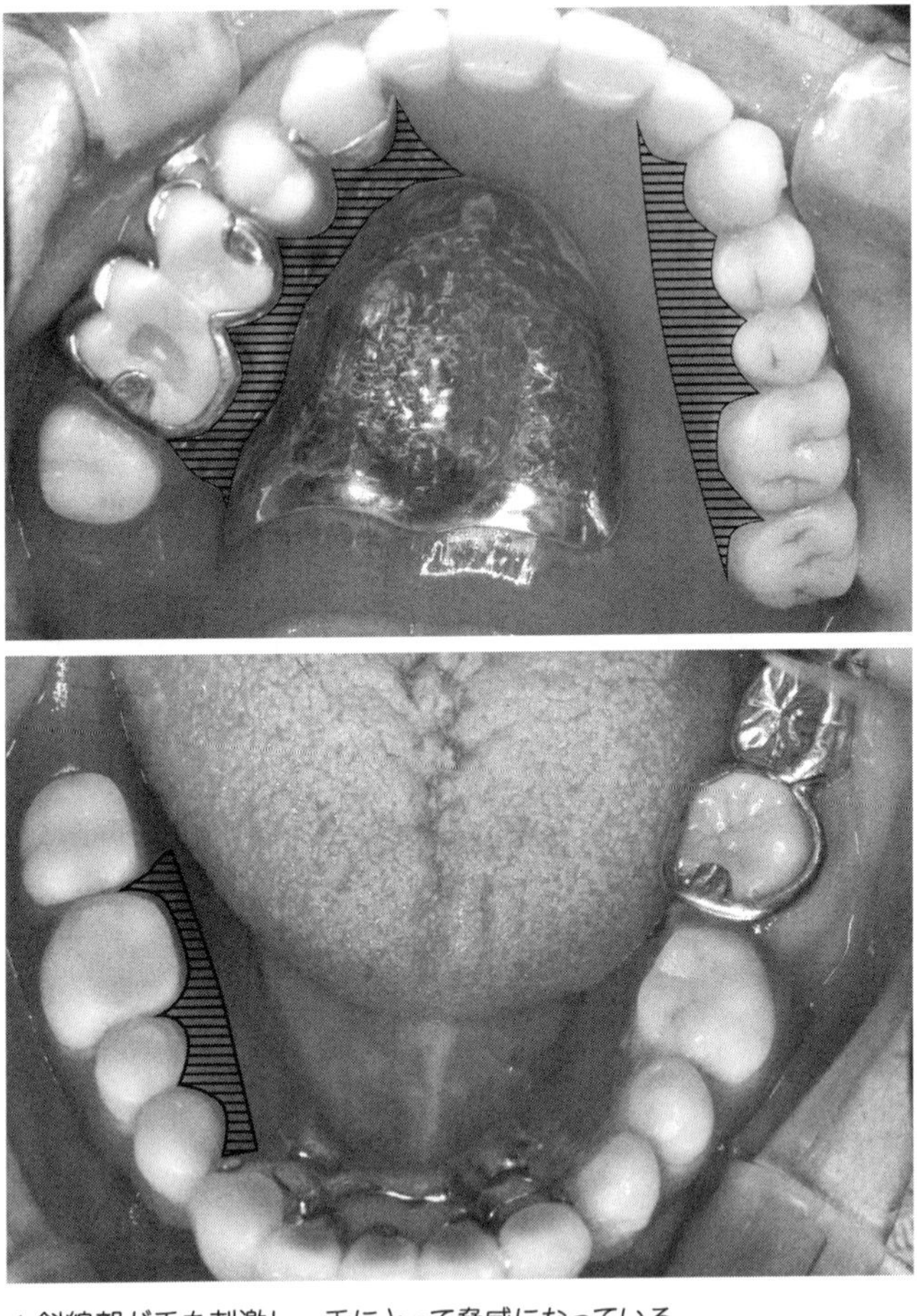

▲斜線部が舌を刺激し、舌にとって脅威になっている。

でも、考えてみてください。私たちの体には、「異物」を排除しようとする生体防御の本能が備わっています。こんなに大きな「異物」が口の中にあったら、それだけで体にとっては異常事態です。そんな状態が長期的に続けば、いつ心身に異常が発生しても不思議ではありません。

そこで私はこの入れ歯の「明らかに舌や頬粘膜の邪魔になっている部分」を削り、舌のスペースを確保し、最後に咬み合わせ調整を施しました。すると、帰宅する際には、すでにひざの痛みが軽減されてしまい、1カ月ほどすると、食欲や気力もよみがえってきて、見た目まで見違えるほど若々しく元気になられました。

こうした問題は、かぶせものや差し歯などでも起こり得ます。

一般的に、歯科医も歯科技工士も、その患者さんの天然歯に合わせてかぶせものや差し歯をつくります。

しかし、現代人は、もともとの天然歯が巨大化して大きいのに、それに合ったかぶせものなどをつくってしまったらどうなるでしょう?

舌や頬粘膜にとって、自分に常に触れているもの、居住スペースを侵害する大きすぎるものは、天然歯のエナメル質、つまり自己であっても邪魔だしイヤなのです。なのに、金属などのニセモノが、さらに大きいサイズになって居座ってしまったら、もはや我慢の限界を超えるストレスになります。それはたとえ、セラミックだとしてもです。

かぶせものや差し歯、ブリッジやインプラントなども、天然歯より少しだけ小さめにつくってあげることが、舌を安心させることにつながります。

入れ歯も、きつすぎたり、大きすぎたりしてはいけません。

長く使っていると、他の歯の状態や歯茎の退縮などでサイズが合わなくなってしまいますから、定期的に調整することも大切です。

この患者さんのように、入れ歯による舌ストレスとは気づかないまま、不調を抱え込んでおられる方はたくさんおられるはずです。超高齢社会が進めば進むほど、そういう方は増えていくでしょう。

入れ歯による舌ストレスの解消は、すでに超高齢社会の「知られざる重大問題」となっているのです。歯科医や歯科技工士はもちろん、すべての人が一刻も早くこのことに気づいていただきたいと思います。そして、入れ歯が超高齢社会を幸せに生きるための障害とならないよう、心から願ってやみません。

第3章

「舌ストレス」が全身をむしばむ！

全身の健康に影響を及ぼすのは、虫歯・歯周病だけじゃない！

ここ10〜20年ほどで、虫歯菌や歯周病菌がさまざまな全身疾患のリスクを高めることが次々と明らかになり、「口の中の健康」と「全身の健康」の深い関係が、広く一般の方々に知られるようになってきました。「体の健康は、お口のケアから」とも言われますよね。

しかし、我々の体にとって、虫歯や歯周病は、口の中のストレスのごく一部にすぎません。そこで、ここでは、私の思う「口腔ストレス」の概念についてお話をしましょう。

まず、「口腔ストレス」（オーラル・キャビティ・ストレス＝Oral Cavity Stress＝OCS）は、口腔細菌の感染による「感染性ストレス」と細菌は関係のない「非感染性ストレス」の2つに大きく分類されます。

どちらも「全身の健康」と深い関係のある「口腔ストレス」ですが、性格はまったく違います。

簡単に言うと、「感染性ストレス」はお口の中の「病気」、「非感染性ストレス」はお口の中のケガです。

舌ストレスは「非感染性」、つまりお口の中のケガのひとつで、口腔ストレスの中でとても大きな割合を占めます。

現代人は、舌ストレスがあることで、肩や首のこり、頭痛、腰痛をはじめとするさまざまな不定愁訴に悩まされています。

ところが、歯科ではこれまで、舌にほとんど注目してきませんでした。それは、舌が非常に丈夫で病気になりにくいパーツだったからです。

しかし実際には、「非感染性ストレス」の中でも特に「舌ストレス」こそ、現代人の健康を脅かす大きな原因です。そしてそれは、現代人が抱えるさまざまな不定愁訴の元凶となっているのです。

そこで、私は「舌ストレス」を含む「口腔ストレス」が引き起こすさまざまな症状を、「口腔ストレス症候群（オーラル・キャビティ・ストレス・シンドローム＝Oral Cavity Stress Syndrom ＝ＯＣＳＳ）」と命名し、その実態や発症のメカニズム、治療法など探る研究を続けています。

あなたも、次のような症状に、心当たりはありませんか？

【口腔ストレスの影響で引き起こされると考えられる不定愁訴】

■主な身体的症状
○全身症状：だるさ、疲れ、慢性疲労　など
○血管運動神経系：動悸、手足の冷え、むくみ　など
○知覚系：運動器系：顎関節症様症状、偏頭痛、めまい、頭痛、肩・首のこり、腰痛、関節痛、手足のしびれ　など
○消化器系：食欲不振、便秘、下痢、胃もたれ　など
○その他：耳鳴り、難聴、口腔乾燥、冷え、むくみ、吐き気、貧血、肌荒れ、アレルギー（あるいはアレルギーの増悪）　など
■主な精神的症状
不安、イライラ、神経過敏、抑うつ、集中力低下、無気力、不眠　など

さて、「非感染性」の口腔ストレス＝略してOSには、主に以下の4つがあります。

本書では、主に「舌ストレス」と、それによる「舌ストレス症候群」をメインにご紹介していますが、この4つは密接な関係があります。これからご紹介する、舌と全身の関係

を知る上でも重要なポイントとなるので、ぜひ心の片隅に置いておいてください。

①舌ストレス（Toungue Stress 略して TS）

歯の刺激が舌に与えるストレス。「口腔ストレス症候群」の50％以上を占める。

②頬粘膜ストレス（Buccal Mucosa Stress 略して BMS）

奥歯や親知らずが外に傾斜して、頬の内側に与えるストレス。

③リップストレス（Lip Stress 略して LS）

前歯が回転したり、叢生（乱ぐい歯）でガタガタになっていて、唇の裏側を刺激することによるストレス。また、前歯の長さが原因で、下唇を刺すことによるストレス。

④咬合ストレス（Occlusion Stres 略して OS）

特定の歯だけが当たっていたり、かぶせものや義歯の高さが合っていないなど、咬み合わせ不良によるストレス。あごの位置がずれたりする。また、咬合ストレスには、奥歯ではなく、前歯が強く当たっている場合に発現する「前歯咬合ストレス」もある。

この他、今話題になっている、加齢によって口腔機能が低下する「オーラルフレイル」の問題もありますが、本書では、年齢を問わずすべての人に当てはまる「口腔ストレス」を中心にご紹介しています。

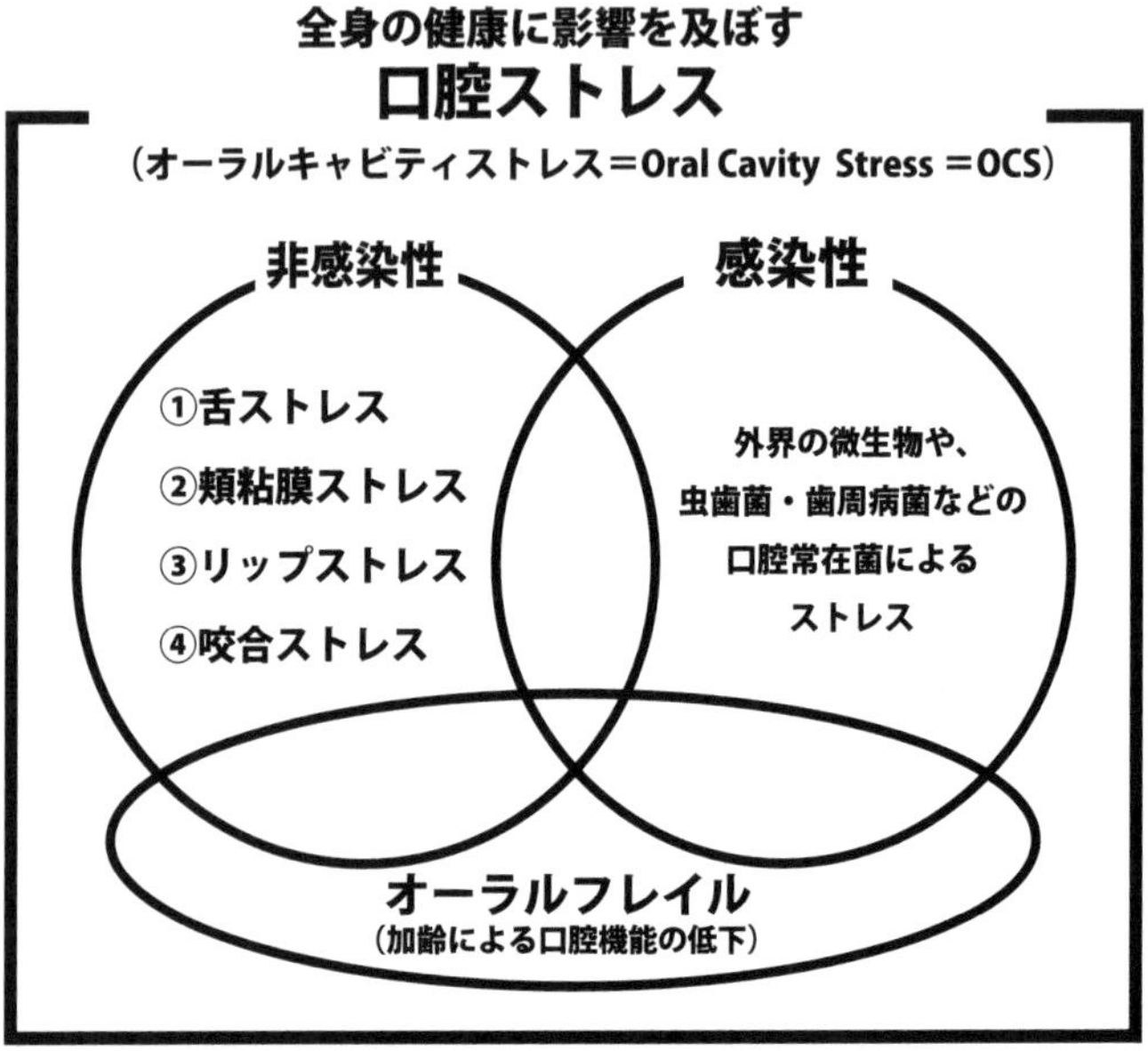

※オーラルフレイルとは？

「オーラルフレイル」は、口腔機能の軽微な低下や食の偏りなどを含む、身体の衰え（フレイル）のひとつです。健康と機能障害の中間にあり、可逆的であることが大きな特徴のひとつです。つまり、早めに気づき適切な対応をすることで健康に近づきます。滑舌低下、食べこぼし、わずかなむせ、かめない食品が増える、口腔乾燥など、ほんの些細な症状から始まる症状であり、見逃しやすく、気づきにくいため注意が必要です。

※出典：日本医師会ＨＰより改編

舌ストレス症候群の定義

ここで、「舌ストレス症候群」とは何か？　について明らかにしておきましょう。

「舌ストレス症候群」とは、「歯の刺激」などの物理的刺激によって舌がストレスを受けた結果、筋肉の緊張や下あごの位置異常が起こり、それが全身に波及して、心身に引き起こされるさまざまな症状、またはその総称のこと、と本書では定義しています。

先ほどもお話ししたように、「舌ストレス症候群」を中心とする「口腔ストレス症候群」の症状は実に多彩で、複数の症状を併発するケースも少なくありません。歯科の治療後に発症することもあれば、長い時間をかけてストレスが蓄積されていき、あるとき限界に達して、突然発症することもあります。

また、もともと持っていたアレルギー疾患や更年期症状などが増悪してしまうこともあります。四六時中つらい症状が続くとは限らず、出たり消えたりしながら、徐々に進行・悪化していくケースも少なくありません。

このように、症状が神出鬼没で、人によって、いつ、どこにどのような症状が出るのかわからない、しかも、それが舌ストレスが原因であることに気づきにくいというのが、舌ストレス症候群のやっかいなところなのです。

舌粘膜は新陳代謝が活発なため、たとえ歯にこすれて傷ついたり、ダメージを受けたりしても、すぐに治ってしまいます。これも「舌ストレスが原因かも」とますます気づきにくくしてしまう要因のひとつです。

舌ストレス症候群の行き着く先には、舌がんがあります。さまざまな不調が、実は、舌がんの前駆症状だった、と後になってわかるケースもあります。

舌に歯型がついていないか、こすれて赤くなっていないかなど、舌そのものの状態に注目するだけでなく、日頃から舌をとりまく歯の状態をよく観察してみましょう。

そして、つらい症状があり、診察や検査をしても原因がわからないときは、舌ストレスを疑ってみましょう。歯列が悪い人、咬み合わせ不全がある人は、どうぞ信頼できる専門医を見つけて、相談してみてください。

忙しい毎日を送っていると、不調を見逃したり、放置してしまいがちです。

この章では、なぜ、舌が緊張するとさまざまな不調や全身症状につながってしまうのか、そのメカニズムをご紹介していきますので、ご自身でも正しい知識を持ち、予防や改善に役立ててください。

下あごの位置は、舌で決まる！

最初に、舌とあごの関係について見ていきましょう。

舌はとても敏感なので、歯にぶつかってこすれたり傷ついたりしないよう、1日24時間、いつも気にしています。そして、全部で28本ある歯のうち、たった1本の歯が尖っているだけでも緊張して縮こまり、前後左右に逃げようとします。

すると、下あごも一緒に動きます。

第1章でもご紹介したように、上あごは頭蓋骨と一体化しているのですが、下あごは、咀嚼筋群という噛むための4つの筋肉で、ブランコのようにぶら下がっているからです。そのため、噛むときも、上あごは動かず、下あごだけが動きます。

ちなみに、歯科の世界で「上の歯はまな板、下の歯は包丁」と言われるのは、そのためです。そこで、もし上下の歯の両方が虫歯になっている場合は、まず「まな板」である上の歯を先に治療してから、「包丁」である下の歯を治療します。もちろん、ケースバイケースなのですが、まずは「まな板」を治療して他の歯で噛めるようにしておいてから、「包丁」を治療するというのが、基本なのです。

さて、話を戻しましょう。

下あごはブランコのようにぶら下がっているため、舌が緊張して逃げ回っていると、下あごも一緒に動いてしまいます。

つまり、**下あごの位置は、舌で決まるのです。**

これが、歯に尖りなどがあって舌が緊張していると、下あごの位置がずれて顎関節症などを招いてしまう要因のひとつです。

また、こうして下あごの位置がずれると、それにつられて上あごと一体化している頭蓋骨が傾きます。すると、頭蓋骨の動きと連動している首、肩、背中などの骨や関節のバランスも次々と崩れてしまいます。その結果、そのまわりの筋肉まで緊張して、肩や首のこり、頭痛や腰痛などといった不定愁訴を招いてしまいます。

これは、パソコンやスマホを使っているとき、首を前に突き出していると、首だけでなく、背骨を支えている肩や背中、腰の筋肉にまで負担がかかり、血管や神経が圧迫されて、肩こりや腰痛などになるのと、まったく同じです。

舌がストレスを抱えていると、四六時中、全身の骨や筋肉に負担がかかってしまうということ。長年この状態が続くと、顔のゆがみや背骨のゆがみにもつながるのです。

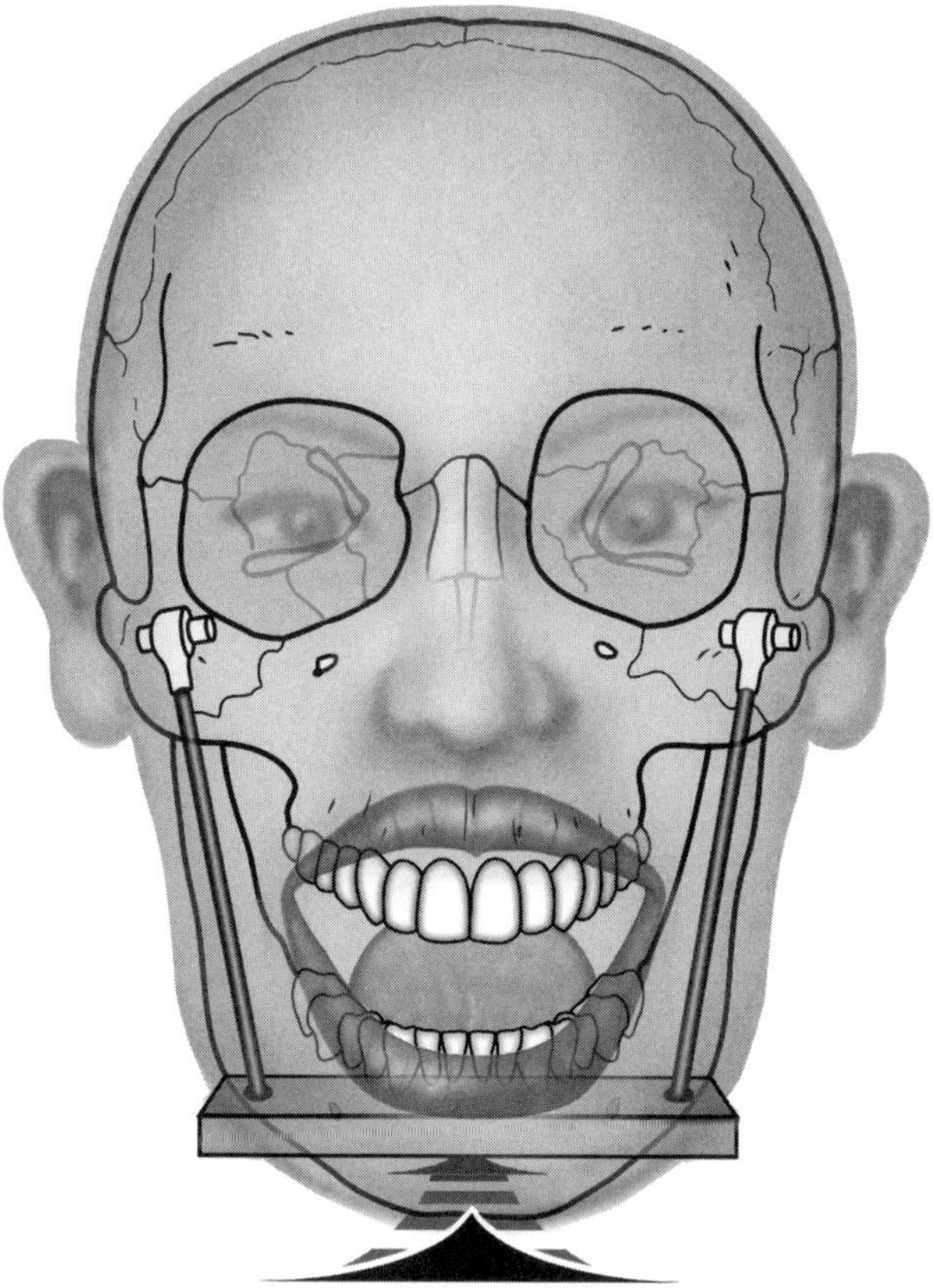

▲下あごは上あごに吊り下げられているブランコのようなもの。

歯医者さんも知らない、あごと舌の関係

下あごの位置は、舌で決まると言いましたが、実は、現在の歯科大学では、「下のあごの位置は、歯で決まる」と教えています。

これも、間違いとは言えません。間違いではないのですが、決して正しいとも言えません。なぜか？

たとえば、今この瞬間、あなたの上下の歯は、触れ合っていますか？

答えはおそらく、「NO」ですよね。上下の歯と歯の間には、少しだけ隙間があるのではないでしょうか？

このように、私たちは常に上下の歯を咬み合わせているわけではありません。

上下の歯が触れ合っているのは、食べ物を噛むときだけ。それ以外のときは、上下の歯の間に2㎜程度の隙間ができているのが普通です。この隙間を「安《あん》静《せい》時《じ》空隙《くうげき》＝フリーウェイスペース」と呼びます。

現代人が1回の食事で噛む回数は600回程度ですから、タッピングで歯が触れている時間を1秒としても、10分。それを1日3回として、最長でも30分というのが限界でしょう。

といっても、噛んでいるときの、上下の歯が触れ合っている時間は1秒もないでしょうから、一般に言われる〝歯が当たっている時間は1日に20分程度〟は、大体当たっていると思われます。

つまり、残りの23時間40分、下あごの位置を決めるのは、歯ではなく舌の影響を受けて決まるのです。

ところが、一般的な咬み合わせ治療は、歯の高さを調整することと、歯科医師サイドも思っております。私自身も昔はそうでした。「舌」のことは、歯科大学の授業でも習わなかったため、まったく頭にないのです。

開業して間もない頃、私は歯科先進国であるスウェーデンに短期研修に行ったり、米国の大学の日本コースを経て、当時最先端だったインプラント治療とともに咬み合わせ治療を学びました。

そして、すっかり自信を得て咬み合わせ治療に臨みましたが、思った通りにはいきませんでした。逆に、肩こりや腰痛が出てきた患者さんもいたのです。いったいなぜなのか、師匠の先生方に聞いて回ったのですが、満足のいく答えは得られなかったため、西洋医学以外に活路を求めたりもしました。

整体や気功、オーリングテストなど、当時の普通の歯科医がやらないことを学び、ようやく治せるようになりました。しかし、それでも65％の患者さんの肩こりや首のこりを軽減することが限界だったのです。

そこで、なぜ患者さんの不定愁訴が歯科治療で軽減されるのか、なぜ軽減されないケースもあるのか、そのメカニズムを知るべく、母校の東京歯科大学で生理学、解剖学、微生物学などを改めてイチから勉強し直しました。他の先生のセミナーも片っ端から受けてみました。

その結果、「舌」の重要性に気づいたのです。

実際、「舌の緊張を取り除く」という独自の治療を行うようになった結果、不定愁訴の改善率は飛躍的に向上しました。

このことが、私の歯科医としての大きな分岐点となりました。

噛むことは、第3の心臓だ！

よく、全身の血流をよくするには、「歩く」ことが大切だと言われますが、なぜだかご存じですか？

血液は、心臓のポンプ機能によって動脈から送り出され、全身のすみずみの細胞に酸素と栄養を届けていきます。このとき、細胞から排出された二酸化炭素と老廃物は、静脈やリンパ管によって回収され、再び心臓へと戻っていきます。

ただし、下半身の血液を重力に逆らって下から上にポンプアップするのは、容易ではありません。そこで、重要なのが「歩く」ということです。歩くことによってふくらはぎの筋肉が収縮し、ふくらはぎの筋肉の中にある、静脈血を貯めている袋を圧迫し、血液を下から上へとポンプアップしてくれます。そのため、ふくらはぎは「第二の心臓」とも呼ばれるのです。

では、心臓より上、とくに首から上の血液循環をよくするには、どうしたらよいのでしょう？

実は、私たちの歯も、小さなポンプです。

歯のまわりには毛細血管が張り巡らされ、私たちがものを噛むたびに、ビュッビュッと、勢いよく血液を送り出します。外頚動脈を通って上に行った血液は、こうして噛むことで心臓に戻っていきます。

なので、歯が抜けたりすると、うまく血液をポンピングできません。

また、もし、咬み合わせが悪くて両側の歯でしっかり噛めないと、悪いほうの血液の循環も悪くなってしまいます。

さらに、片側噛みは、片一方の筋肉だけの、筋トレにもなります。そのため、顔がゆがむ原因にもなるのです。

歯の刺激を恐れて舌が左右に逃げることで、下あごの位置がずれていても、咬み合わせがずれ、同様の状態になります。舌のストレスを取り除くことは、頭部の血流をよくすることにもつながります。

そして、もうひとつ重要なのが、表情筋の存在です。

顔の表情をつくる表情筋の下には、たくさんの静脈が張り巡らされています。これらの静脈は、思いっきり口を大きく動かして笑ったり、しゃべったり、歌ったりすることで、ポンピングされます。

たとえば、仕事や家事に集中したり、気分がふさいでいるときは、どうしても無表情なままですごす時間が長くなってしまいますよね。それでは、血流が滞ってしまい、脳に新鮮な血液が届かなくなって、作業効率が落ちたり、よけいに気分が落ち込んでしまうだけです。

ですから、忙しいときや、気分が落ち込んでいるときほど、表情筋をしっかり動かして、笑ったり、しゃべったりしましょう。口をすぼめたまま「うふふ」と上品に笑うだけではダメ。できるだけ口を思いっきり大きく動かしましょう。

また、高齢になって筋力が弱ってくると、つい、下あごだけをわずかに動かして、ボソボソとしゃべるようになりがちなのですが、これではますます表情筋が衰えていきますし、血液の循環も滞ってしまいます。

英語などは、表情筋や舌をしっかり動かさないとうまく発音できませんが、日本語は、表情筋や舌をあまり動かさなくても話せるという、世界各国の言語の中でも非常に珍しい言語です。なので、日頃から意識的によく表情筋や舌を動かすようにしましょう。

「笑う門には福来たる」というのは本当です。よく笑ってよくしゃべることこそ、血流をよくして健康的で幸せな人生の第一歩と言えるでしょう。

■歯は第3の心臓

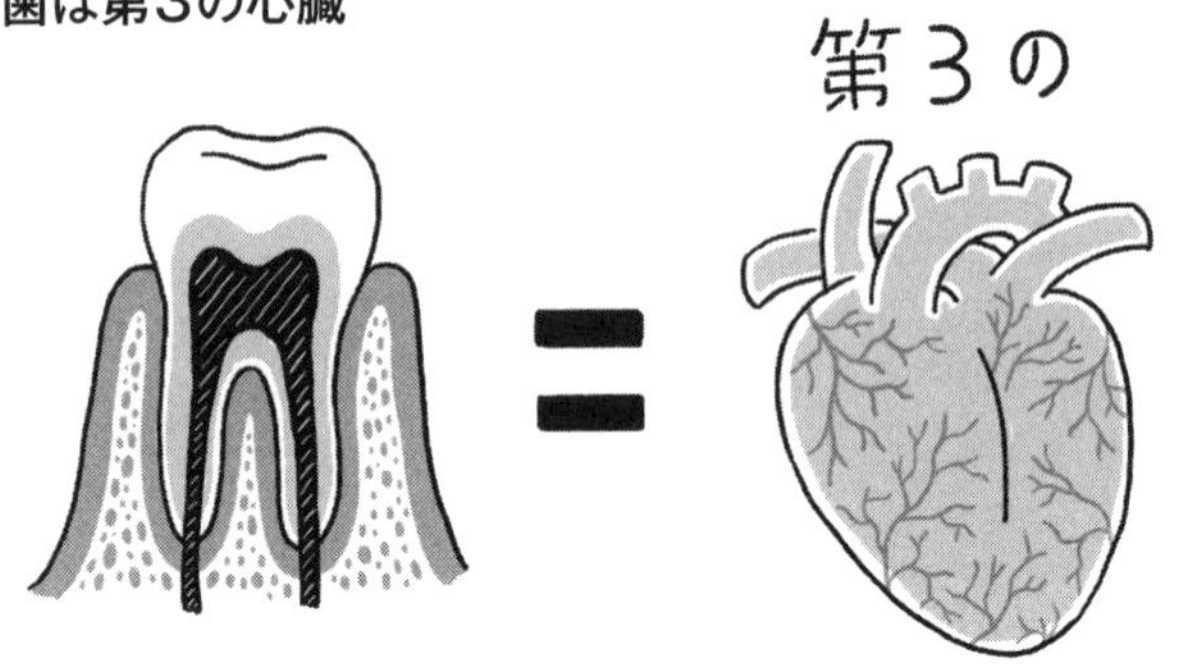

▲噛むことで血液をポンピングする。

■再植後の歯のまわりの血管網

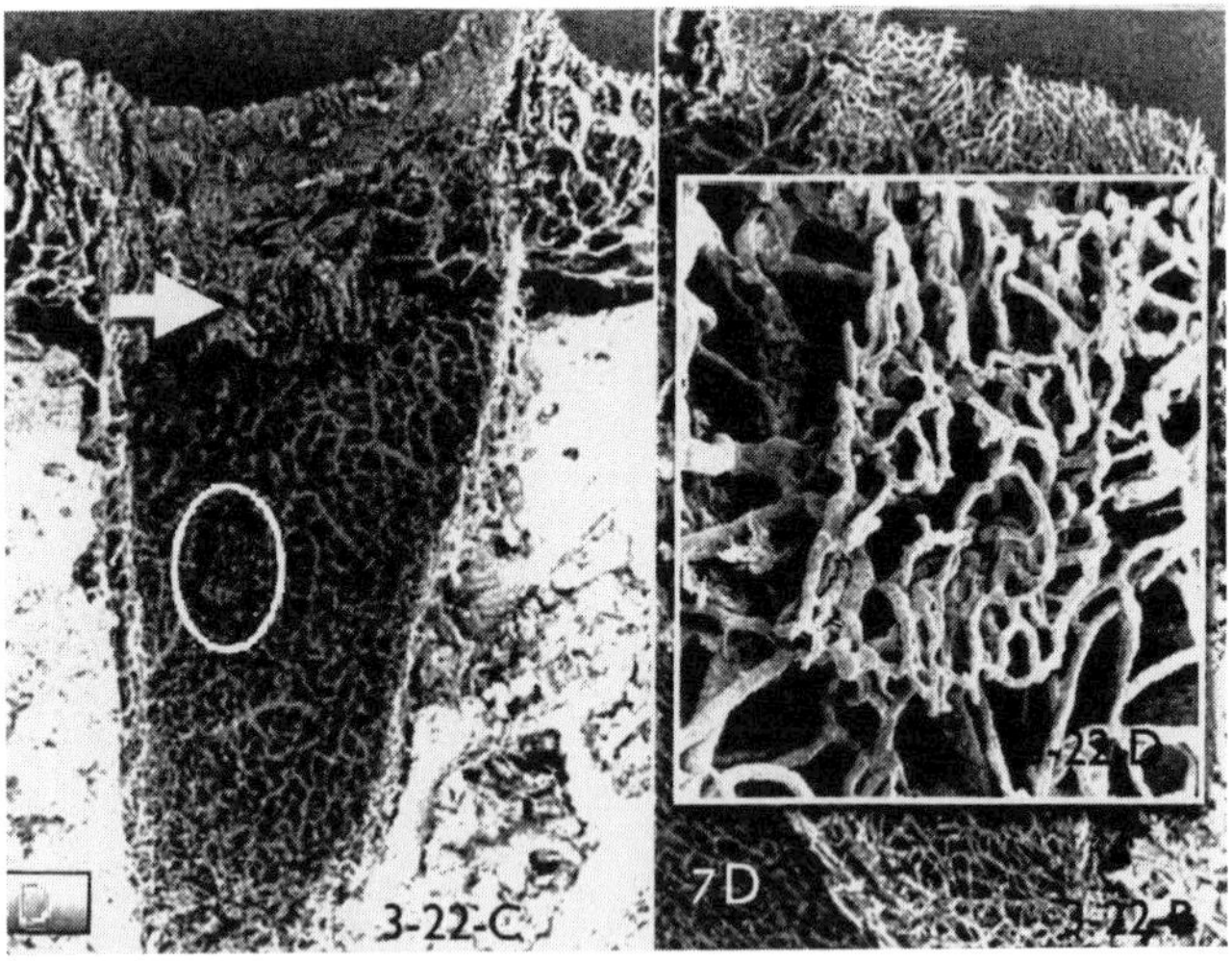

▲歯のまわりは細い血管で覆われている。

※出典：高橋和人先生のご厚意による

舌が緊張すると、なぜ自律神経に影響するのか？

舌が緊張すると、なぜさまざまな全身症状が現れるのか？

その答えを導きだす重要なキーワードのひとつとなるのが、ここまでご紹介したような、咀嚼筋や表情筋をはじめとする「筋肉」です。

舌は筋肉や骨を通して全身の筋肉とつながっています。だから、肩や首のこりといった不定愁訴につながるわけですね。

でも、これだけだと、なぜ冷えや便秘、胃もたれ、食欲不振といった、舌とはまったく関係のなさそうな不調が引き起こされるのか、まだピンとこないのではないでしょうか？

そこで注目したいのが、「自律神経」というキーワードです。

緊張すると口が乾いたり、口の中がネバネバするという経験は誰にでもあるでしょう。

これは、唾液の分泌が交感神経と副交感神経の2つからなる自律神経によってコントロールされているためです。

唾液にもサラサラ唾液とネバネバ唾液の2種類があり、どちらもお口の健康にとって重要な働きをしているのですが、お口の中をうるおすサラサラ唾液は主に副交感神経に、ネバネバ唾液は交感神経によって支配されています。そのため、緊張して交感神経が高まると、〝固唾をのむ〟という言葉の通り、サラサラ唾液の分泌量が減って、ネバネバ唾液が増え、口が乾いてネバネバしてしまうのです。

では、一般にいう、自律神経失調症状とは、どんな症状を指すのでしょうか?

■身体症状
慢性的な疲労、だるさ、めまい、偏頭痛、動悸、ほてり、不眠、便秘、下痢、微熱、耳鳴り、手足のしびれ、口やのどの不快感、頻尿、残尿感
■精神症状
イライラ、不安感、疎外感、落ち込み、やる気が出ない、ゆううつになる、感情の起伏が激しい、あせりを感じる

さて、ここで改めて注目したいのが、舌ストレスと自律神経失調症状との関係です。

もう一度、2011年9月〜2018年4月末までに当クリニックで舌ストレス・咬合治療を行った患者さんの239人の不定愁訴の改善率を見てみましょう。

126頁を見てください。自律神経失調症の症状と、かなり重なっている部分が多いのが、おわかりいただけると思います。

では、なぜ舌ストレスが自律神経に関係があるのか？

ここからはあくまでも推測ですが、舌ストレスにより、舌が緊張状態を強いられていることは間違いありません。すると、交感神経が優位になりますから、気づかないうちに自律神経に影響しても不思議ではありません。

実は、舌には二つの神経支配があります。ひとつは、舌の表面を支配する、三叉神経、舌咽神経、迷走神経。もうひとつは、舌の筋肉を支配する舌下神経です。

たとえば、舌側に突き出た歯は、舌の表面を刺激するとともに、筋肉を刺すような刺激を与えます。これによって、迷走神経を通じて、太陽神経叢を経て、内臓に悪影響を与える可能性もあります。

実際、舌のストレスとなる歯の尖りをわずかに削っただけで、胃腸などの消化器官の不調をはじめ、肩こりや首のこり、手足のしびれや腰痛、ひざ痛などが軽減されてしまうケースは非常に多いのです。また、現代病と言われる高血糖や高血圧なども、舌ストレスによる交感神経の興奮によって増悪してしまう可能性もあるでしょう。

舌ストレス症候群が新たなる現代病だというのも、より納得していただけるのではないでしょうか？

データ集計期間：2011年9月～2018年4月末　対象：咬合治療を希望した患者239名

	1	2	3	4	5	6	7	8	9	10	11	12	13	14	15
症状	あごの関節が痛い	あごの関節が鳴る	口が開きにくい	偏頭痛	口・頬の筋肉のこり	肩こり	首のこり、痛み	腰痛	背中の痛み	手足のしびれ	歯ぎしり	食いしばり	めまい	耳鳴り	難聴
改善率	80.4%	69.4%	87.5%	86.3%	91.2%	80.1%	86.7%	78.1%	82.6%	64.4%	92.7%	91.0%	73.5%	68.4%	68.1%

	16	17	18	19	20	21	22	23	24	25	26	27	28	29	42
症状	鼻炎	喉の過敏	嘔吐反射	胃腸が弱い	便秘	下痢	湿疹	生理痛	無気力	口の中が乾く	冷え性	体がだるい	むくむ	手足に汗をかく	睡眠不足
改善率	65.5%	77.0%	76.9%	64.6%	58.9%	73.3%	70.6%	59.6%	66.7%	79.0%	63.5%	68.5%	64.3%	47.0%	49.0%

▲2011年9月～2018年4月末までに当クリニックで舌ストレス・咬合治療を行った患者さんのうち、アンケート調査にご協力くださった239名の不定愁訴の改善率。

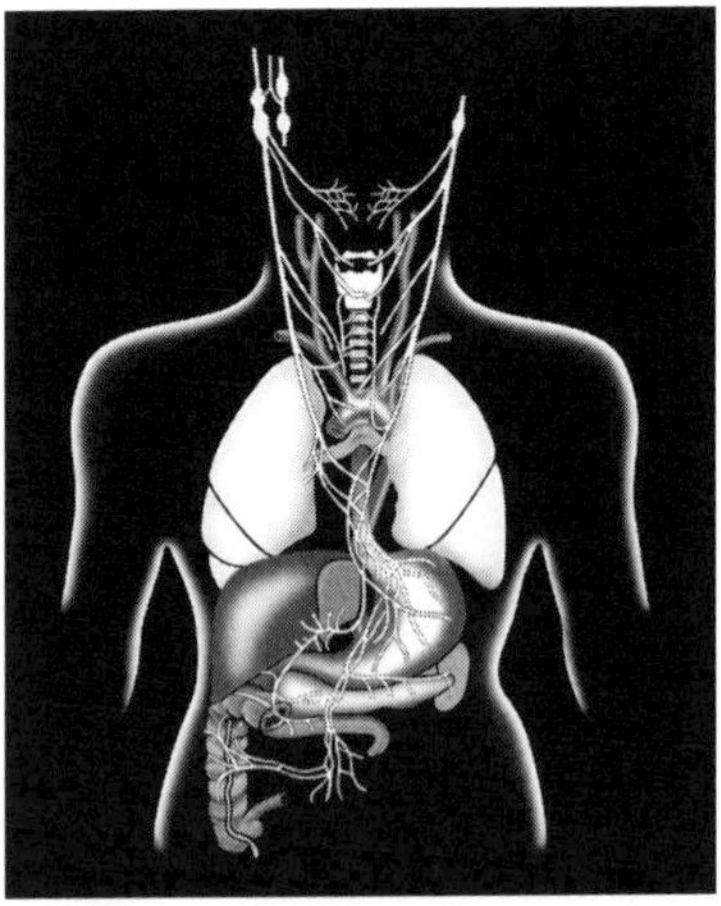

▲迷走神経は、太陽神経叢を通じて内臓に多大なる影響を与えている。

無気力やうつと舌の関係

舌のストレスを解放する治療をしていると、中には「これも歯科で改善できるのか」と私自身も驚くようなことがしばしばあります。

たとえば、無気力。これに関しては、無気力を訴えていた患者さんの80％以上の方が「治った・改善された」という結果が出ていますので、決して特別な症例ではなく、スタンダードな症例と言えるでしょう。

とはいえ、歯科ですべてが治るわけではありませんので、多大なる期待は禁物です。我々は、治る人は治せますが、守備範囲外のケースも多々あるからです。

正直なところ、まだ私自身も歯科で不定愁訴をどこまで治せるのか、すべてを把握しきれていません。それくらい、舌ストレスは心身に広範囲に影響を及ぼしていますし、私自身まだまだ研究の途中なのです。

１２９頁の図は、体の各部位が大脳皮質のどの部分と対応しているのかを調べた有名な実験結果をあらわしたもので、「ペンフィールドの脳地図」といいます。下の奇妙な人形は、この脳地図を三次元化したもので、「ホムンクルス」といいます。

ホムンクルスとは、「小人」という意味ですが、まさに脳の中に小人がいるように見えますね。これを見ると、体のどの部分がより多くの刺激を受けているかということが一目瞭然です。昔から、「手先をよく動かしている職人はボケない」などと言われますが、ホムンクルスは手が頭部より大きくて、脳にもっとも刺激を与えていることがわかります。

それに次いで大きいのが、「口」。「舌」も異常に大きいですね。

つまり、脳の健康を保つ上で、口を動かすことは、手を動かすことに次いで重要だということ。そして、歯科の中でも舌が非常に重要だということなのです。

米国の脳神経外科医・ペンフィールド博士がこの脳内地図を発表したのは、約70年前。博士がこんなにわかりやすく舌の重要性をあらわしてくれたのに、いまだに舌の重要性はあまり認識されていません。

超高齢社会を迎えた今、いかに長生きするかより、「いかに健康なまま、充実した人生を送るか」が重要視されています。ボケたり、病気や不調を抱えたまま長生きするのではつまりません。最近では、高齢者の独居や老老介護などが話題になることが多いのですが、家の中にばかりいて誰とも話さないでいると、ボケや不調が増すばかりです。できるだけ外に出て仲間をつくり、よく食べ、よく笑い、楽しい会話をして人生を楽しみましょう。

ペンフィールドマップ
（体性感覚野）

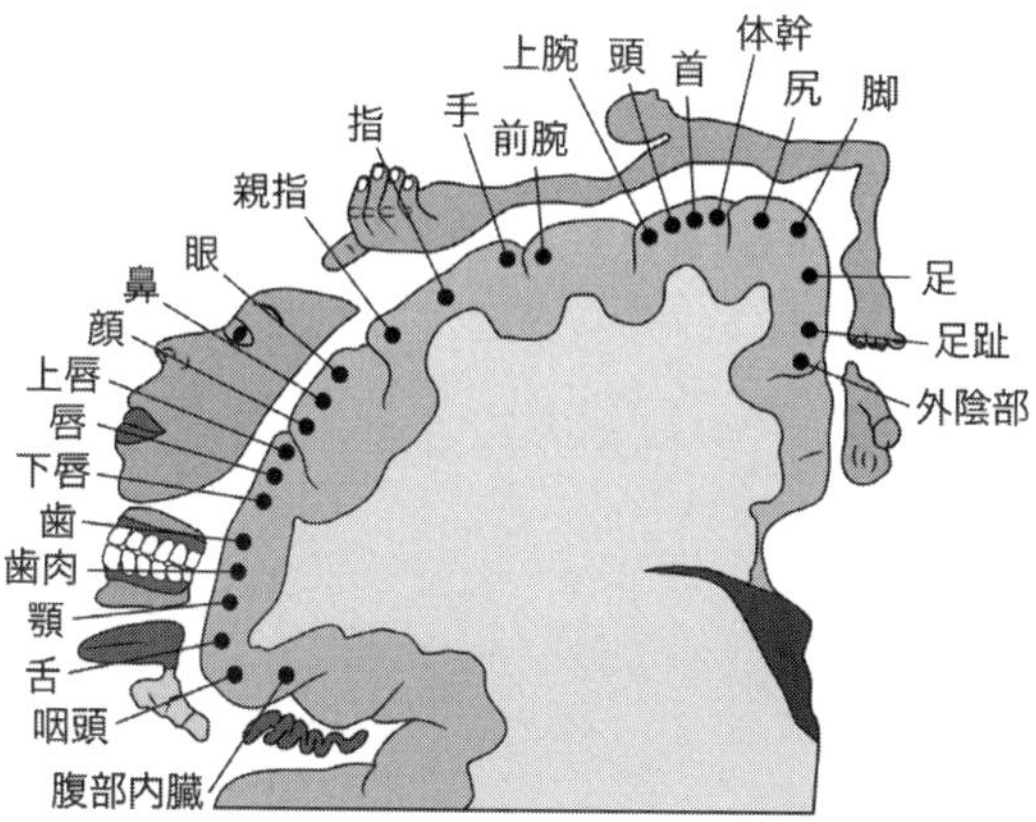

ホムンクルス
（体性感覚野）

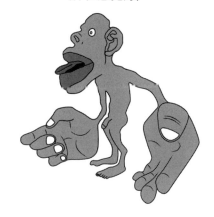

不定愁訴表を書いてみましょう

さて、ここで、当クリニックで使用している不定愁訴表をご紹介します。

あなたも、ぜひご自身の体の状態をチェックしてみてください。

この不定愁訴表の大きな特徴は、ご覧のように体の「左・右」のどちらにより強く症状が出ているかをチェックする欄があるということです。

たとえば①のあごの関節がものすごく痛いなぁ、いつも痛くて気になるなぁ、と思われた方は、左右のあると思われるほうに◎を、両方痛ければ両方に◎をつけます。

普通にあるなぁと思ったら○。たまにあるかな？　と思ったら△。ない場合は記入しないで空白にしておいてかまいません。

もし、比較的表の上のほうに◎や○が多くついている場合は、「咬み合わせが悪い」ことが推測できます。他にも、⑪の「歯ぎしり」に◎や○がついていると、何らかの舌ストレスがあることが疑われます。⑯「鼻炎」、⑰「喉の過敏」、⑱「嘔吐反射」（「オウェ」っとなりやすいかどうか）、⑲「胃腸が弱い」、⑳「便秘」、㉑「下痢」、㉒「湿疹」などに◎や○がついていると、過敏やアレルギーが疑われます。

不定愁訴記入用紙 ［初診時記入用］

カルテNO.

氏名 年齢 歳

アレルギー

パソコン（ 時間） 運動不足 ネックレス・イヤリング・ピアス ストレス（ ）

	症状	右	左	詳細
1	あごの関節が痛い			
2	あごの関節が鳴る			
3	口が開きにくい			
4	偏頭痛			
5	口・頬の筋肉のこり			
6	肩こり			
7	首のこり、痛み			
8	腰痛			
9	背中の痛み			
10	手足のしびれ			
11	歯ぎしり			
12	食いしばり			
13	めまい			
14	耳鳴り			
15	難聴			
16	鼻炎			
17	喉の過敏			
18	嘔吐反射			
19	胃腸が弱い			
20	便秘			
21	下痢			
22	湿疹			
23	生理痛			
24	無気力			
25	口の中が乾く			
26	冷え性			
27	体がだるい			
28	むくむ			
29	手足に汗をかく			
30	滑舌が悪い			
31	声に伸びがでない			
32	言葉がこもる			
33	聞き取りにくいと言われる			
34	特定の音が発声しにくい			
35	母音の発声が悪い			
36	高い音が出にくい			
37	舌が常に緊張している			
38	話すと疲れやすい			
39	息がもれる			
40	早口になるとうまく言えない			
41	睡眠不足			
42	花粉症			
43	股関節の痛み			
44	膝の痛み			

また、㉔㉕㉙の「無気力」「口の中が渇く」「手足に汗をかく」などは、「舌ストレス」を含む自律神経系の乱れを、㉖㉗㉘の「冷え性」「体がだるい」「むくむ」に印がついている場合は、運動不足によるものか、口腔ストレスによるものかを推測するため、日常的な運動の状況を伺うこともあります。

この不定愁訴表についた印を見ることで、その人の現在の体調をある程度知ることができます。

また、口腔内の環境により、体調は日々変化し続けていきます。以下の3つについては、ぜひ日常的に気にかけておくようにしてください。そして、気になるようなら、症状が悪化しないうちに、歯医者さんに相談してみましょう。

① 舌に歯の跡がついていませんか？

② 噛んだとき、あごが鳴ることはありませんか？

③ 首や肩のこりが気になりませんか？

ヒューマン・ドッグ・チンパンジーの不定愁訴の違い

私のクリニックでは、咬み合わせ治療で来院された患者さんに対し、治療前と治療後にこの不定愁訴表を記入していただいています。

そして、◎を4点、○を2点、△は1点として集計し、治療前と治療後の変化を見ます。これにより、治療前後の変化が数値化され、「舌ストレス」「口腔ストレス」が何に影響を及ぼしているのかが、一目瞭然となります。

また、安藤メソッドの治療が、何に著効だったのかを症状別に見ることで、舌ストレスや咬み合わせと相関関係の有無を明確にできます。

ここに、ヒューマン、ドッグ、チンパンジーの各スケールの、治療前と治療後の集計したグラフを載せます。

太線は治療前につけた印で、細線が治療後につけた印です。太線と細線の差が大きければ大きいほど、舌ストレス&咬み合わせが、影響を与えていた項目、ということになります。逆に、太線と細線が重なっている項目は、あまり舌ストレス&口腔ストレスが関係ない、ということです。

◆ヒューマン不定愁訴改善グラフ

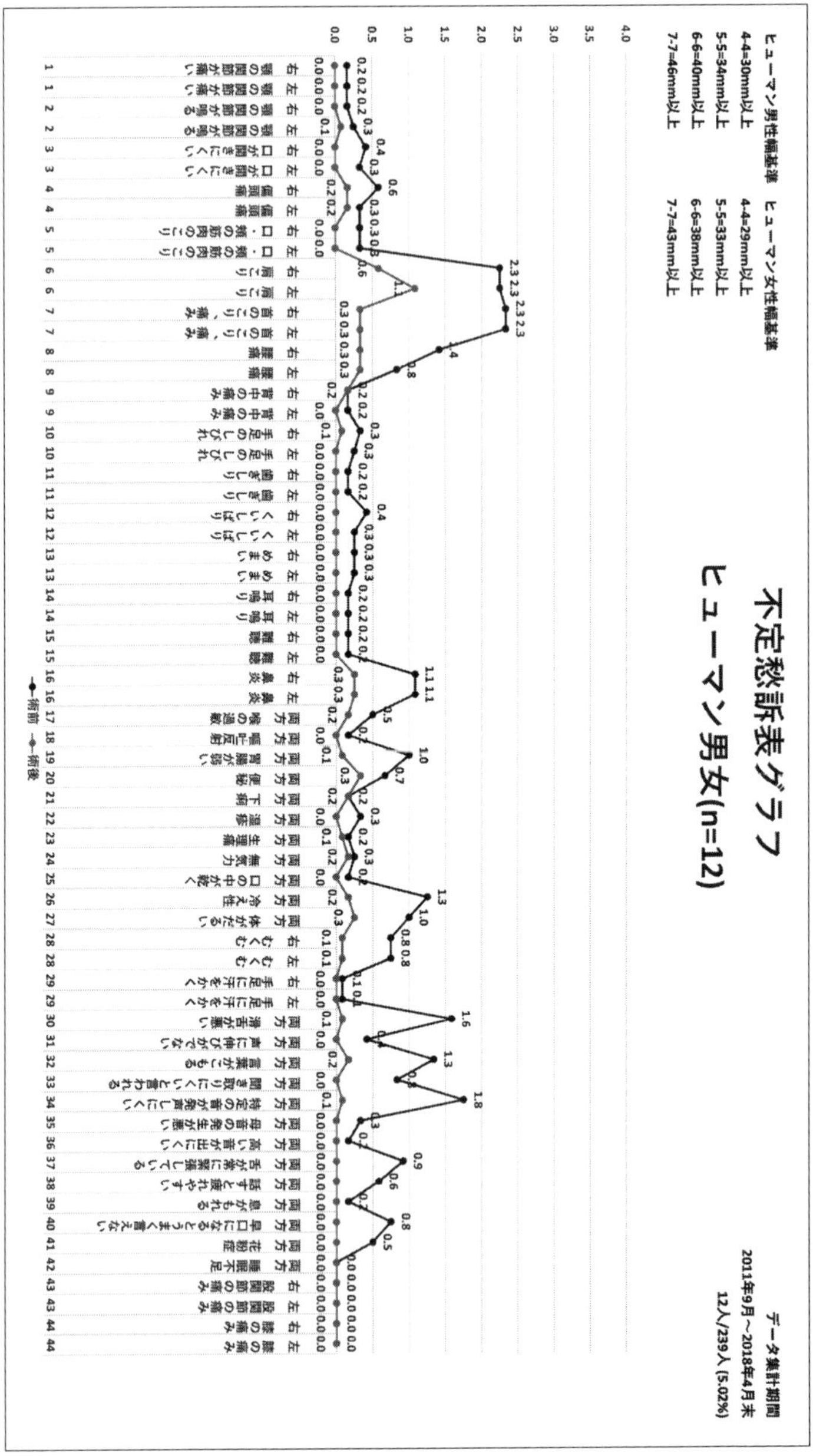

◆ドッグ不定愁訴改善グラフ

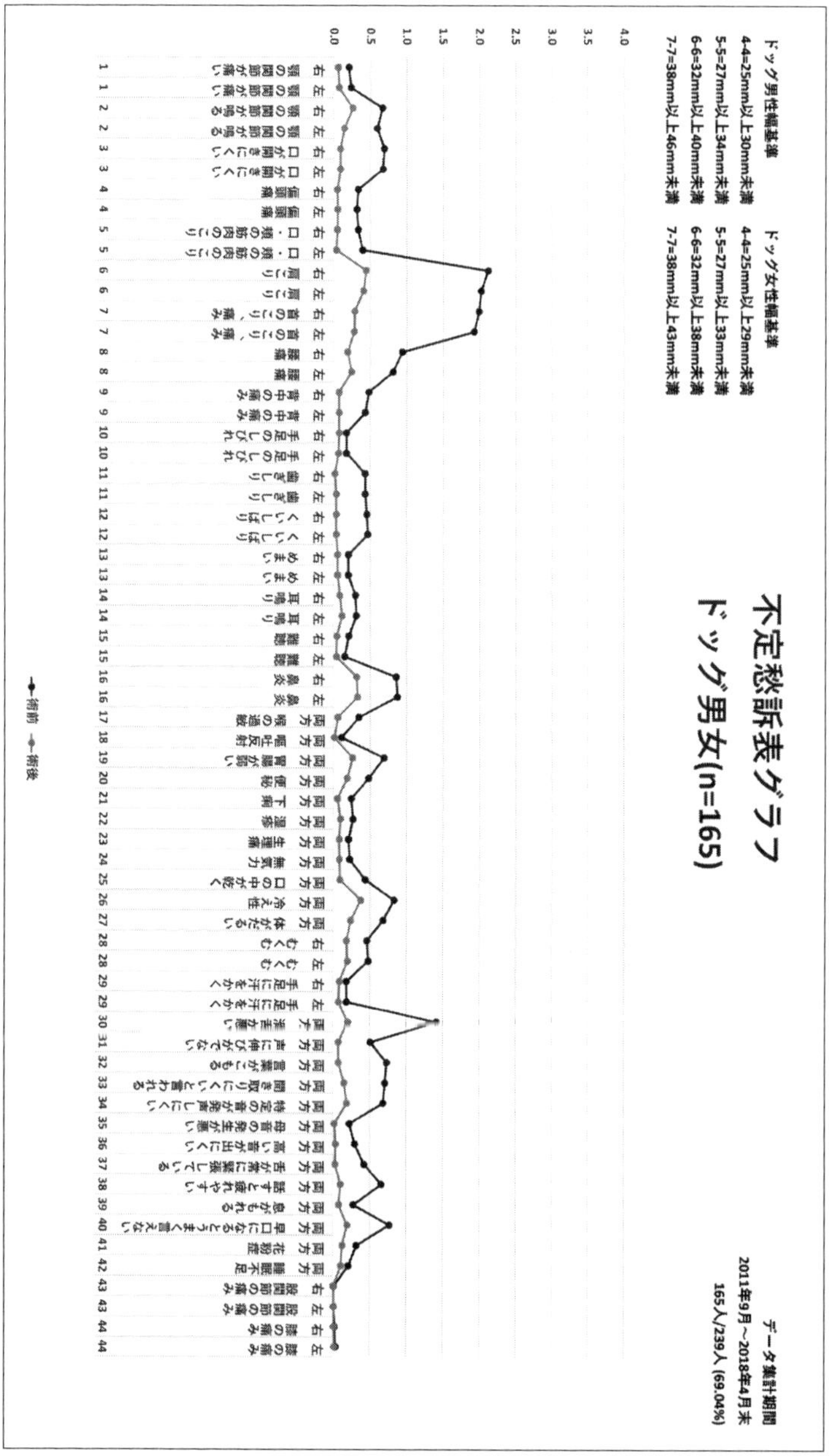

◆チンパンジー不定愁訴改善グラフ

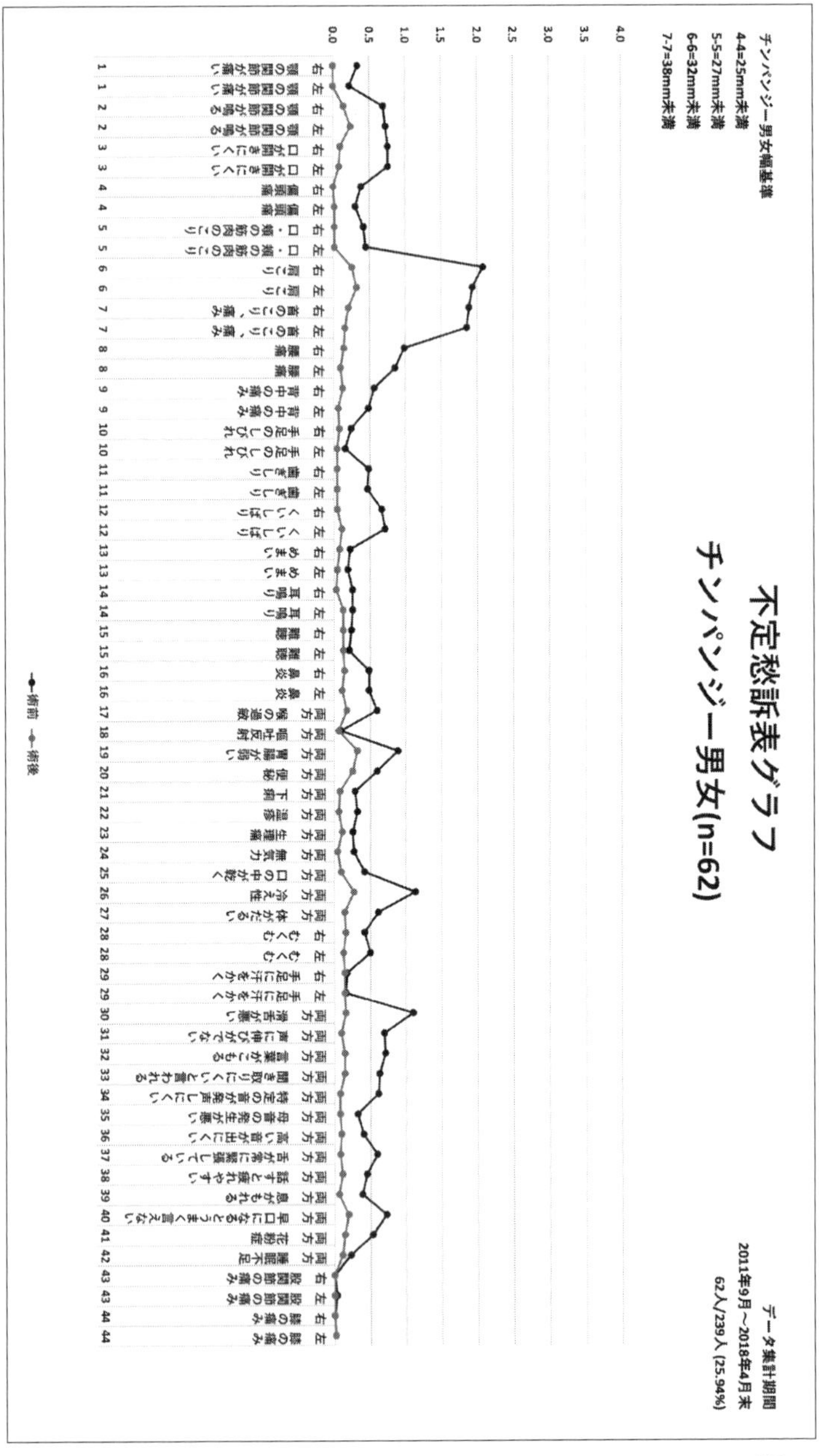

不定愁訴改善率の考察

では、グラフを見比べてみましょう。

これは、２０１１年9月~２０１８年4月末までに当院で舌ストレス・咬合改善治療を行った患者さんのうち、アンケート調査にご協力くださった２３９名の治療前と治療後の不定愁訴の集計を数値化したものです。

グラフは、ヒューマン・スケール、ドッグ・スケール、チンパンジー・スケールの３つに分類しています。

まず、ヒューマン・スケールは、人数が12人です。通常なら、咬合治療は必要ない人たちですので、少ないのは当然ですね。それに比べて、ドッグは１６５人、チンパンジーは62人。まさに、現代人の縮図と言えます。

前述したように、ヒューマン・スケールでも不定主訴がある人は、舌ストレス以外の、他のストレスがある人です。ほとんどは、咬合ストレス（前歯部咬合ストレスを含む）が原因で不定愁訴を発症していますが、たまに、メタボが原因の巨大舌が原因で、不定愁訴を発症している人もいます。

治療前の、ヒューマンの不定愁訴のグラフを見てみますと、思ったより肩こり・首のこりの点数が高いのがわかります。これに関しては、ヒューマン、ドッグ、チンパンジーの各スケールで有意な差はみられません。

しかし、いずれも舌ストレス・咬合治療の前と後で自覚症状に大きな差があることから、「舌ストレス」あるいは「咬合ストレス」が、肩こり、首のこりと、最も関係が深いということがわかります。

また、数値は高くないものの、鼻炎や花粉症なども、舌ストレス・咬合治療で改善されています。

各スケールで、特に有意な差がみられるのは、「顎関節が鳴る」「口が開きにくい」などの顎関節症の症状です。ヒューマンよりドッグ、ドッグよりチンパンジーのほうが、自覚症状がどんどん大きくなっています。あごが小さくなり、舌のストレスが高まるにつれ、下あごの位置異常がひどくなり、あごの関節にまで障害が及んでいると思われます。

また、「顎関節が鳴る」は、ドッグとチンパンジーでは、ヒューマンに比べて治療をしても、治りにくくなっているのがわかります。

顎関節の靭帯が壊れ始めていると、顎関節症は治りにくくなります。チンパンジー・スケールの方たちは、特に治りにくくなっているのだと、グラフからは推測できます。

それ以外にも、各スケールで治療前の主訴に顕著に差が出ているのが、「歯ぎしり」と「食いしばり」です。

これも、歯のアーチが狭くなればなるほど、舌の居場所がなくなり、あごがずれることによって、重篤さを増していると思われます。

しかし治療後は、どのスケールでもほぼ改善しているのを見ておわかりの通り、マウスピースで歯ぎしりを緩和しなくても、舌ストレスと咬合ストレスを除去することによって、もとから原因を断ち、治すことができるのです。

以上のことから、舌ストレスと咬合ストレスが、いかに全身に影響を及ぼしているか、おわかりいただけたのではないでしょうか。

私自身、データを集計・分析してみて、初めて気づいたこと、改めて確信したことがいくつもあります。歯科治療であっても、全身の記録をとることは、あとになって歯科と全身の関連性を確認できることにつながります。そして、これこそが、今後の歯科治療の未来を拓くことにつながると、私は確信しているのです。

滑舌の悪さが、一瞬にして改善できる⁉

舌を支える筋力が衰えてくると、滑舌にも影響します。高齢になるほど「舌がうまくまわらない」「言葉をはっきり発音できない」という人が増えてきます。

ところが、現代では、若い人でも滑舌が悪い人が増えています。

これも現代人のあごが小さくなり、舌が歯を気にして逃げ回っていることと、大いに関係があります。

現代人が特に言いにくいと感じるのは、「サ行」、「タ行」、「ラ行」あたりではないでしょうか。「サ行」や「タ行」はもともと発音しにくい言葉なうえに、それに相当する歯が舌にぶつかっている人の割合が、とても多いのです。

一般的には、滑舌はトレーニングをすればよくなる、と言われるのですが、そうとは限りません。滑舌のトレーニングは、舌に当たりそうになる歯を高速でよける、まるでボクサーがやるスパーリングのようなトレーニングです。決して無駄ではありませんが、もし、歯列がガタガタになっていたり、舌側に向かって倒れ込んでいたら、それを100%避けるのは難しいと言わざるを得ないでしょう。

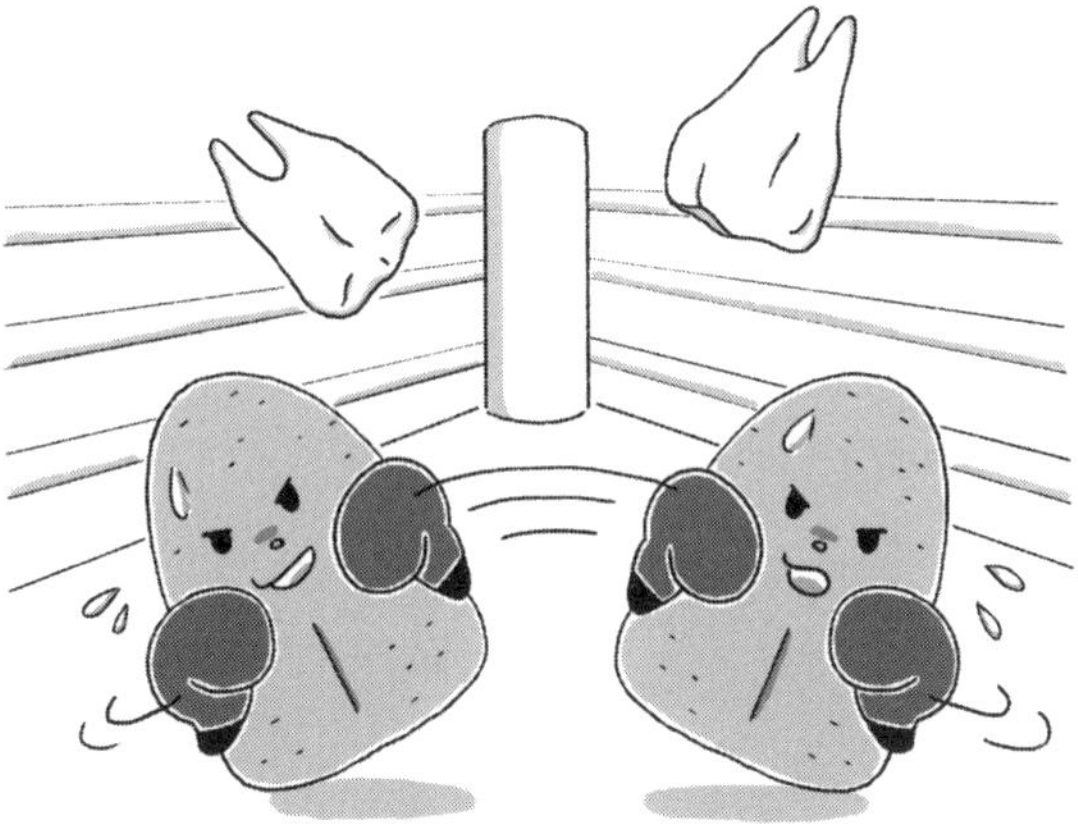

▲滑舌の訓練は、舌が歯をよけるボクシングのようなもの。

発声のメカニズム

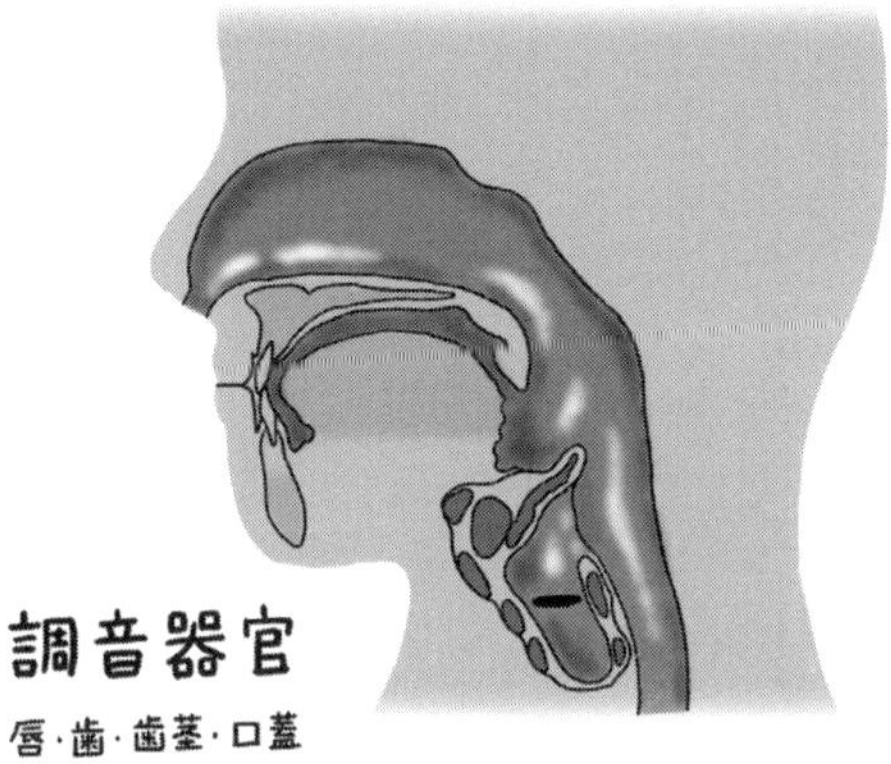

▲声帯から出たただの“音”は、調音器官で“声”になる。

その点、発音の邪魔をする歯を少し丸めてあげれば、ただそれだけで、舌が頑張って歯を高速でよける必要がなくなり、楽に発音できるようになります。これを、私は「舌ストレス・咬合治療〈音声改善〉」と呼んでいます。

アナウンサーや俳優さんなど、「話すプロ」の方々に、このような滑舌治療を行うと、非常に喜んでいただけるのですが、同時に、とても複雑な表情をされることがあります。

彼らにとって滑舌の悪さは、死活問題といってもいい障害です。そこで、一生懸命に滑舌トレーニングをするわけですが、当然のことながら、必死に頑張っても「滑舌が悪い」と指摘され続けてしまいます。

その障害が歯科治療で一瞬にして改善されてしまい、どんなに努力してもうまく言えなかったセリフなどが、スンナリ言えるようになります。そして、それまで滑舌トレーニングに費やしてきたエネルギーを、他のことに振り向けることができます。

今まで悔しい思いをしながら努力を続けてきただけに、「今までの苦労は何だったんだ」と忸怩たる思いになってしまうのでしょう。

※参考動画「発声・滑舌の悪さは〝舌ストレス〟が原因だった」
https://www.youtube.com/watch?v=dRv7SxLahqQ&t=7s

声の張り、伸びが違う！

舌のストレスは、発声そのもの、つまり声のハリや伸びにも大きく影響します。

声は、主に以下の3つのプロセスを経てつくられます。

まず最初に、肺から声帯に向かって空気が送られてきます。これが第一段階。

次に、送られてきた空気が、喉頭という、のど仏の位置にある声帯をやわらかく震わせます。これが第二段階。でも、まだこの時点では、声というより単なる音です。

第三段階で初めて声や言葉となるのですが、その役割を果たしているのは、唇、歯、口蓋、舌、咽頭です。これらを「調音器官」といい、ここで母音や子音がつくられ、言葉になるわけです。

ハリがあって遠くまでよく通る、いわゆる「いい声」は、この3つの段階のどれに問題があっても出てきません。

たとえば、腹式呼吸ができていなくて、第一段階で肺から声帯に向かって送られる空気の量が足りないケースもあります。また、第二段階の声帯に問題があるケースも考えられます。しかし、現代人の多くは第三段階の調音器官、それも舌のストレスを解決するだけで、格段に「いい声」が出せるようになるケースがとても多いのです。

第5章で、あごが開きにくかった21歳の音大の声楽科の学生さん（女性）などの症例をご紹介していますので、歯と音声がどう関係があるのか、よく見てみてください。

発音がはっきりできるようになる、ハリがあってよく伸びるいい発声ができるということは、俳優や声優、アナウンサーをはじめ、営業や受付など、お仕事で声を使う方すべてにとって、大きなメリットとなるはずです。

また、特に声を使う仕事をしていない方でも、知らず知らずのうちに、発音や発声のトラブルを抱えていると、毎日おしゃべりをするだけでエネルギーを浪費してしまいます。話すだけで疲れたり、なかなか聞き取ってもらえないとしたら、コミュニケーションにも支障が出てきます。これも、舌ストレスによる知られざる障害のひとつなのです。

さて、このように、発声・滑舌に多大な効果のある「舌ストレス・咬合治療〈音声改善〉」ですが、ひとつ大切なことがあります。それは、この治療法が「話すプロ・声のプロ」に向いている、ということです。プロは、ありとあらゆる努力をしています。なので、残っている問題が「歯」だけなのです。だからこそ多大な効果がある。そうご理解ください。

鈍感力に、だまされるな！

私の講演を聴いた後や私の本を読んだ後、決まってみなさんに言われることがあります。それは、「急に口の中の歯が気になってきた」ということ。おそらく、今までは「こんなものだろう」と思ってきたから、気にせずにやってこれたのでしょう。いわば、「鈍感力」を発揮していたわけです。

しかし、これは決していいことではありません。本当は体に異常があったのに、意識の下に押し込んで無視をしていた、ということですから。

実際、現代人の大半は、多かれ少なかれ舌ストレス症候群です。なのに、無視できないほど症状が悪化するまで、自分ではまったく気づかないケースが非常に多くみられます。

たとえば、当クリニックに咬み合わせ治療が目的で来られた患者さんを対象としたアンケート調査では、男性より女性のほうが、不定愁訴が多いことがわかっています。

男女ともに咬み合わせが悪いのに、なぜ不定愁訴には男女差が出てしまうのでしょう？

その理由のひとつとして、男性は女性より筋肉が多いので、体にずれがあっても筋肉で支えている、ということが考えられます。

そしてもうひとつの理由として考えられるのが、「鈍感力」です。

男性は、明らかに肩がパンパンに張っているにもかかわらず、平気な顔で「肩こりはありません」という方がけっこうな割合でおられます。そういう方は、「私は鈍いもので」などとおっしゃいますが、ハードな毎日を、鈍感になって乗り切っているのでしょう。

でも、鈍感力を発揮しているのは、男性だけではありません。

というのも、肩や首のこりを訴える女性の多くは、すでにかなり重症です。女性も最初は「鈍感力」で乗り切ってきたけれど、かなり悪化したり、他のさまざまな症状を併発するようになってはじめて、「つらい」とはっきり自覚し、来院されている可能性が高いのです。

このように、舌ストレス症候群では、つらい症状に、自分でも気づいていないケースが非常に多くみられます。

それでも、体はひたすら耐え、蝕まれています。

舌ががんを恐れて逃げ回っているのに、ちっとも気づいてあげられません。

あなたも、この本を読みながら「急に歯が気になってきた」ということはありませんか？

これを機に、きちんと自分の歯に向き合って欲しいと思っています。

舌が逃げると、顎関節症になる⁉

先ほどご紹介した声楽科の女性の最大の悩みは、「口を大きく開けられない」ということでした（第5章・症例4参照）。これは、「顎関節がカクカク鳴る」「あごを動かすと痛む」といった症状と並ぶ、顎関節症の典型的な症状です。

私が歯科医になった頃は、顎関節症の患者さんが来院されるのは、今ほど多くありませんでした。

ところが、顎関節症の患者数はここ20年ほどで急増し、現在では、虫歯、歯周病に次ぐ歯科の三大疾患のひとつにあげられるほどになっています。

顎関節症は、虫歯や歯周病をはじめ、歯列不全、咬み合わせ不全など、別の歯科疾患にともなって発症し、来院される方が多いため、正確な患者数のデータはありません。

しかし、厚生労働省の「平成28年歯科疾患実態調査」をもとに推計される患者数は約1900万人。なんと総人口の約20％ですが、未受診の患者さんが多いと考えられることから、潜在患者数は、日本人の2人に1人を超えるのではないか、とも言われています。

また、男性より女性のほうが多く、20代前半の女性に特に多いのも特徴です。これは、

20代前半の女性にチンパンジー・スケールが多いことと無関係ではないでしょう。

もちろん、顎関節症の原因は、舌ストレスだけではありません。頬粘膜ストレスや咬合ストレスなどの口腔ストレスの他、ケガや遺伝的な要因によるものもあります。

ただし、現代人の大半が舌ストレスを抱えているわけですから、もし顎関節症にお悩みなら、ぜひ、舌ストレスに注目していただきたいのです。


舌ががんになるまいと逃げていると、自動的に下あごの位置もずれてしまいます。その状態で、1日24時間、毎日噛んだり、しゃべったりするのですから、顎関節にとっては大災難です。

顎関節の上下の骨の間には、骨がぶつかり合って傷つかないよう、「関節円板」という丸い円盤状の靭帯が、下あごの先に帽子のようにかぶさって、クッション役をしています。

本来、この関節円板はあごと一緒に動くのですが、あごがずれた状態が長期的に続くと、だんだん伸びきったゴムのようになってしまい、あごの動きについていけなくなって、位置がずれてきます。

「顎関節がカクカク鳴る」のは、ずれた関節円板がカクっと元に戻る音です。「口を大きく開けない」というのは、親知らずや、その前の奥歯が外に向かって生えていて、口を開くたびに頬粘膜がこすれるため、頬粘膜がんにならないように、生体が守ってくれているのです。

また、「あごを動かすと痛む」のは、あごを動かす筋肉や顎関節そのものに痛みが生じてしまうケースです。これは、食いしばり（クレアチング）や歯ぎしり（ブラキシズム）などのクセがある人によくみられる症状です。

こうした顎関節の障害は、舌ストレスを抱えている人に非常に多くみられます。舌ストレス症候群の代表的な症状ですので、ぜひ覚えておいてください。

顎関節症になっても、マウスピースの使用過多には注意！

顎関節症になり、「あごを動かすと痛む」という状態になっている場合、治療の第一選択肢となるのは、「スプリント」あるいは「ナイトガード」と呼ばれるプラスチックのマウスピースを製作して装着することです。

気をつけていただきたいのは、このマウスピースです。

食いしばりや歯ぎしりによる炎症や痛みを防ぐためとはいえ、マウスピースのような巨大なものが口の中に入ってくると、舌の居住スペースがさらに狭くなります。実際、「厚いと気になって眠れない」と訴える患者さんも多いので、できるだけ薄めのものを製作してあげたいのですが、薄いと歯ぎしりで穴があきやすいというデメリットもあります。

しかし、問題なのは、その使用方法です。

夜間の歯ぎしり防止のため、「ナイトガード」を寝ている間だけ装着するのなら、いいと思います。私が懸念しているのは、顎関節症治療の第一選択肢となっている、「スプリント」についてです。寝ている間だけ装着するのであればまだよいのですが、中には1日のうち長時間装着するよう指示する先生もいらっしゃいます。これは、口の中にとっては異常事態です。

咬み合わせ治療で、削る量は0・1㎜前後。髪の毛一本分程度です。

歯や口の中というのは、これぐらいの調整量でも、体の調子が激変してしまうぐらい、精密にできています。口の中にあるはずのない厚みのものを、1日の大半を装着し、それを1年も続けたらどうなると思いますか？

私たちは、食べ物を噛んだときの微妙な「歯ごたえ」「歯ざわり」の違いを、歯の根のまわりを覆っている「歯根膜」でキャッチします。さらに、咀嚼筋の中にあるセンサー「筋紡錘」で、咀嚼筋にかかる圧力をキャッチします。

それらの情報が脳のコンピュータに送られ、総合的に判断されて、「噛みごたえ」がわかるというわけです。

しかし、筋紡錘のセンサーが劣化してくると、私の0・何㎜の調整法ではもはや太刀打ちできません。いわゆる難症例となってしまいます。

その方々は、ご自身で、筋肉のセンサーがおかしくなった患者さん専門の、咬み合わせ専門医を捜さなくてはならなくなります。

では、なぜスプリントが、顎関節治療の第一選択肢になっているのでしょう？

まず、最大のメリットは、歯を削らなくてもよいということ。何かあって、患者さんから「元に戻してくれ」と言われても、「では外してください」と言えばすみます。現代は訴訟社会ですから、「何か問題が生じたとき」のためのリスクヘッジは、施術側にとって、最も大きな関心ごとのひとつなのです。

もうひとつは、スプリントを入れることによって、あごを開いたときに鳴る、「カクっ」というクリック音が緩和されることです。確かに、マウスピースをして歯の高さを高くすれば、「カクっ」という音は消えるケースがあります。また、実際に顎関節症の症状や、それにともなう不定愁訴も緩解することも多いです。

改善すると思われる理由はあります。おそらく、歯が尖っていて舌ストレスがあっても、スプリントで尖りそのものを覆ってしまえば、舌が傷つかなくなるからでしょう。そのため、舌が左右に逃げる必要がなくなり、あごのずれや不定愁訴が緩和されるのです。

しかし、音が消えたり、舌が傷つかなくなるのは、あくまでも一過性のこと。外せばまた元に戻ってしまいます。舌ストレス自体が消えてなくなってしまったわけではないので、スプリントを外せば元に戻るのは道理です。

このように、スプリントは一時的な対処療法としては有効ですし、もちろん、ストレスや食いしばりが原因の方のように、それで治る方々もいます。しかし、私は今まで、この治療法によって難症例化した患者さんも診てきました。この方々は、体調が治らないだけでなく、話し方にも支障が出ることがあります。そのリスクがあるということを、歯科医はしっかり認識し、患者さんにもあらかじめご説明しておくべきでしょう。

歯科医はみな、歯を「できるだけ削らない・抜かない」治療を目指しています。ただし、「削らない・抜かない」ことによるデメリットもあるため、常にメリットとデメリットをはかりにかけ、患者さんと相談しながら治療方針を決めていきます。

しかしながら、顎関節症の場合、もし、舌にかかるストレスが原因ならば、そして、歯をほんの少しだけ削って改善できると判断できるなら、そのほうがよいというのが、私が確立し、推奨している安藤メソッドの「舌ストレス・咬合治療」の基本的な考え方なのです。

■顎関節

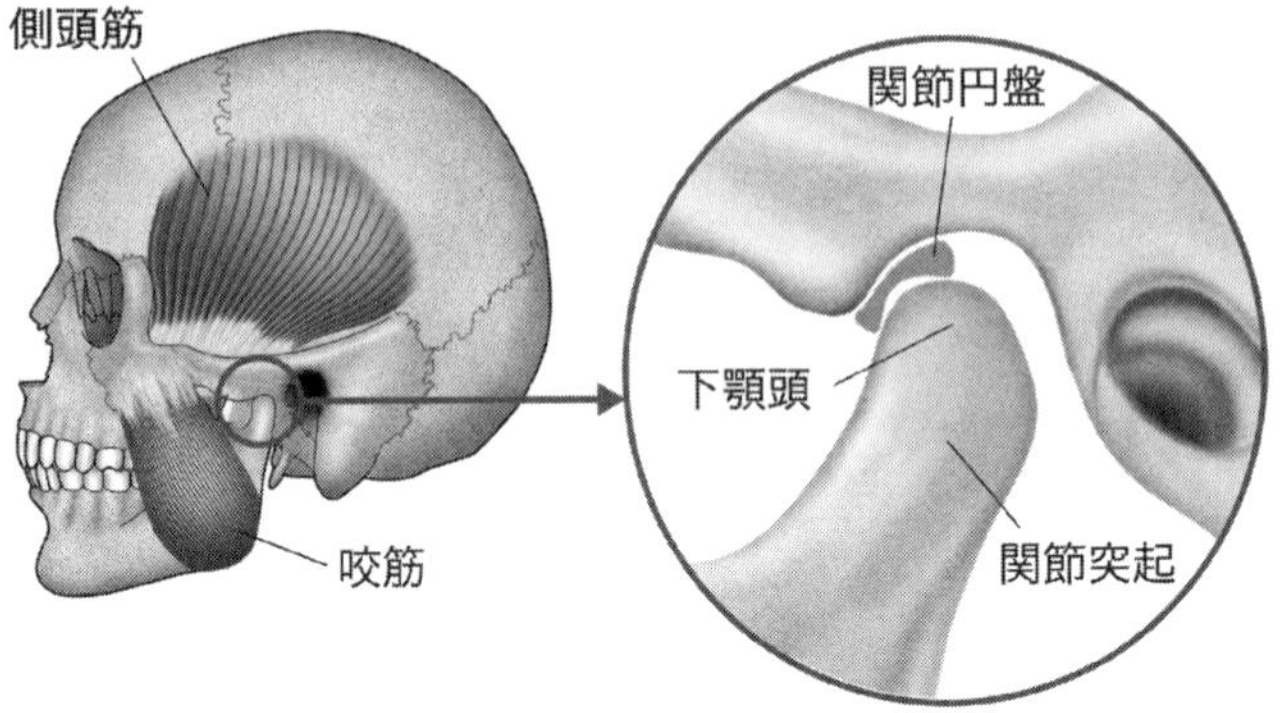

▲上下のあごの関節は関節円盤という靭帯でジョイントしている。

■筋紡錘の仕組み

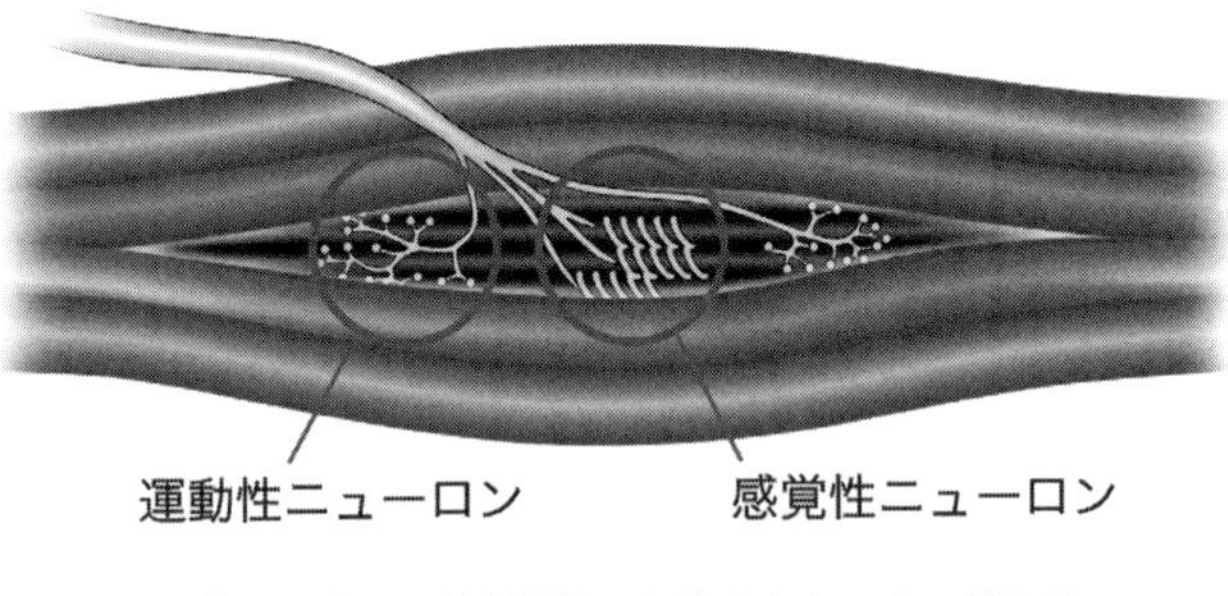

▲筋肉の中には筋紡錘という精密なセンサーがある。

金属アレルギーと舌の関係

たとえば、歯の治療をして大きすぎるかぶせものをセットすると、患者さんはたいてい窮屈さを感じます。舌が嫌がるからです。もともと歯のアーチが小さくて舌にストレスを抱えている人なら、なおさらでしょう。

それでも、体は次第に慣れていきます。仕方がないので、「鈍感力」を発揮して、その状況を受け入れてしまうのです。

ですから、かぶせものを製作するときは、歯科医も歯科技工士も、舌のことをちゃんと考慮すべきですし、そうあって欲しいと思います。

さて、かぶせものに関しては、もうひとつ、注意していただきたいことがあります。

あなたは、口の中にかぶせものがありますか？

そのかぶせものが、どんな金属でできているか、把握していますか？

よくわからないという人は、ぜひ一度歯科でチェックしてもらいましょう。

なぜなら、あなたが抱えている不調が、その金属によって引き起こされたアレルギーである可能性があるからです。

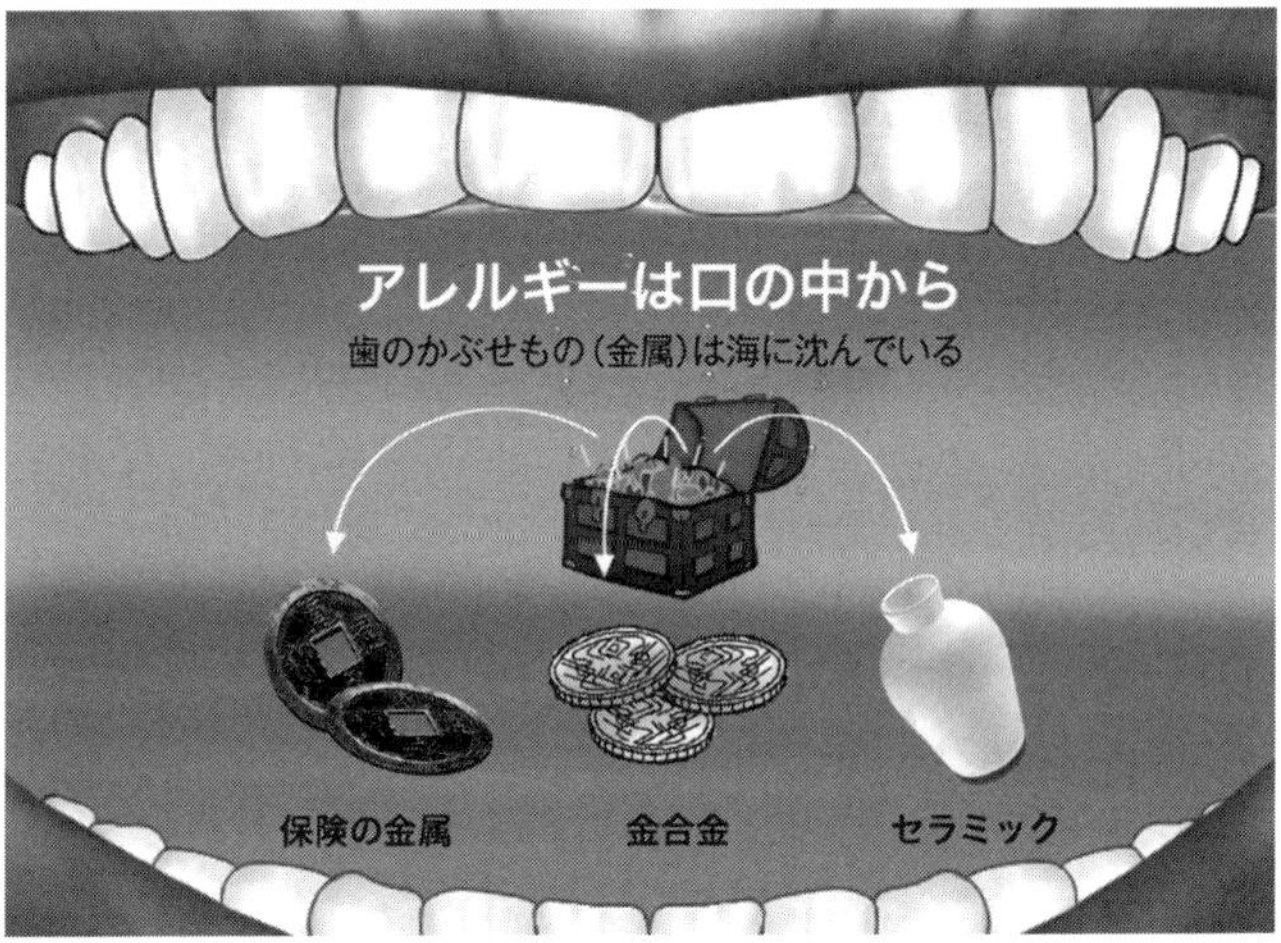

▲歯科の金属は、唾液の海の中で溶けていく。

金属アレルギーを発症するメカニズムに関しては、拙著『人は口から死んでいく』（自由国民社）でも詳しくご紹介していますので、どうぞ、そちらをご参照ください。

本書では舌ストレスについてご紹介したいので、金属アレルギーのメカニズムそのものについては、概要だけをかいつまんでご紹介します。

口の中の金属は、唾液の海に沈んだ宝箱の金貨のようなものです。長期間唾液にさらされていると、金などの貴金属はあまり変化しませんが、ニッケルや亜鉛などの卑金属や、それらを混ぜ合わせてつくった合金などは、腐食し、ボロボロになっていきます。

これは、金属が唾液によって腐食して、金属イオンが溶け出してくるからです。

でも、それだけでは金属アレルギーにはなりません。唾液に含まれるタンパク質とくっつくことで、私たちの体の生体防御機構である免疫に「異物＝抗原（アレルゲン）」として認識され、さまざまなアレルギー症状を引き起こすのです。

特に気をつけたいのは、アマルガムという、水銀を50％以上も含む合金です。

このアマルガムは、１９８０年代まで１３０年以上にもわたって世界中の歯科医院で当たり前のように使用されていましたが、水俣病と似た中毒症状が報告されるようになり、先進諸国は次々と法律で使用を禁止していきました。

米国では今でも禁止されていませんが、日本では10年ほど前からほとんど使用されなくなり、２０１６年４月の保険診療報酬改正で、ついに保険診療から外されました。

しかし、少なくとも10年以上前に虫歯治療を行って、そのままという方は、今もアマルガムが口の中に入っている可能性があります。アマルガム除去はどこの歯科でもやってくれますので、心当たりがある方は、一刻も早くチェックして、外してもらってください。たとえ、今は何の不調もなくても、です。

もうひとつ、今でも保険診療でよく使用される「銀歯」も、金銀パラジウム合金といって、アレルギー検査をすると、被験者の約半数に陽性反応が出る危険な金属です。

これも、もうとっくの昔に欧米をはじめとする先進諸国では、ほとんど使用されなくなった金属です。ぜひ覚えておいてください。

また、昔は「金なら大丈夫」と言われていましたが、最近は金にアレルギー反応を示す人が増えています。

金といっても、歯科で使用されるものの多くは、１００％の純金ではありません。金はやわらかすぎて歯としては使えないため、他の金属を少しだけ混ぜて硬さを整えた金合金の場合が多いのです。ピアスやアクセサリーなどで金製品を使用する人が増えたことも、金アレルギーの人が増えていると考えられています。私たちの体には、同じものに繰り返し刺激されると、敏感に反応するようになるシステムが備わっているため、たとえ純金でも安心できなくなってきたのです。

もし、口の中に2種類以上の金属がある場合、その電位差で微弱電流が発生し、敏感な人だと不定愁訴やアレルギーを発症する場合もありますので、ぜひご注意を。

さあ、ここからが重要なところです。

この有害な刺激性のある金属が頬粘膜や舌に触れたらどうなるでしょう?

扁平苔癬《へんぺいたいせん》という、前がん病変とされている病状を持つ人が、何年も治らなかったのに、金属の詰めもの・かぶせものを外してプラスチックの仮歯にした結果、数カ月後には完全に治ってしまったという症例は、決して珍しくありません。

私の恩師のひとりである、東京歯科大学名誉教授(前微生物学講座)の奥田克爾先生の著書にも、そうした症例研究が明記されています。(『最新口腔微生物学』(一世出版)遅延型アレルギーの章参照)

物理的であれ、科学的であれ、慢性化した刺激はカラダにとって、有害なのです。

実際に、口の中の詰めものを取った途端、長年の不調がウソのように消えてしまうことが、歯科の現場ではよくあります。

また、口の中の金属アレルギーがきっかけとなり、他のアレルギー疾患が発症・悪化してしまうことも珍しくありません。私のクリニックの患者さんの中にも、口の中の金属を除去した途端、かなり深刻な花粉症やアトピー性皮膚炎の症状が消えてしまった方がおられます。そこで、たとえ今現在、金属に対してまったくアレルギーがなくても、歯科治療の材料は、できれば金属以外の材料を選ぶようおすすめします。

今のところ、一番安心なのは、セラミックです。「体に良い素材」というわけではありませんが、唾液の海に入れても、腐食したり、イオン化したり、電気を通したりしない絶縁体というと、セラミックしかありません。ただ、歯ぎしりをする人は、男性で300kg、女性でも160kgという力が歯にかかってしまうので、セラミックでは耐えきれません。その場合、金合金を採用するしかないケースもあります。

セラミックやゴールドは、保険が利かないため費用はある程度かかりますが、ただでさえ私たちは「老化」という宿命を背負っています。できるだけ体に悪影響がない素材を選択するようおすすめします。

舌は、天然歯でさえ、触れるのを嫌がるということを、お忘れなく。

第4章

歯医者さん、お医者さんにも伝えたい、歯科と舌の話

医学の世界にも、「舌ストレス」の視点を！

舌に注目した咬み合わせ治療を行うようになってから、特に宣伝をしたわけでもないのに、私のクリニックには全国からさまざまな不定愁訴を抱える患者さんたちが訪ねて来られるようになりました。

正直言って、当初はずいぶん戸惑いました。

それまでの臨床経験と研究結果から、「現代人の大半が舌ストレスを抱えていること」、「舌ストレスが全身の健康状態に多大なる影響を与えること」に関しては、確信を持っていましたが、歯科的治療によって、どんな症状を、どこまで改善できるのか、ということに関しては、まだまだ未知数だったからです。今でもなお、私がすべての症例を治せるわけではありません。これはすべてに効果のある薬はない、というのと同じです。

医療というのは、あくまで患者さん個々の免疫や状態に立脚しているので、私では無理だ、というケースもあるのです。

したがって、つらい症状を抱えてわざわざ遠方からお越しいただいても、お力になれないケースもあることはご了承ください。

長年つらい症状に悩まされ続けてきた方というのは、たいてい、すでに内科の各科をはじめ、耳鼻咽喉科、皮膚科、婦人科など、いくつかの科で検査をし、治療を受け、それでも改善されなかった、というつらい経験をしておられます。そして、「もしかして」という思いで来院されます。その心情は、痛いほど伝わってきます。

そこで、お話を聞いただけで「明らかに歯科の領域ではない」とわかるケース以外は、できる限り患者さんの訴えに耳を傾け、治療を試みてきました。現在、「口腔ストレス」を緩和する「舌ストレス・咬合治療」と呼んでいる治療法は、そんな症例のひとつひとつに向き合い、試行錯誤を重ねてきた結果、徐々に確立されてきたものです。

「何科へ行けばいいか、わからない」

不定愁訴に悩む患者さんたちは、一番最初にこの壁にぶつかってしまいます。

しかし、もし、歯科はもちろん、医学全体に、「舌」という視点があれば、こうした患者さんの多くが、長期間のつらい症状が軽減されるはずだ、ということはこれまでの臨床研究で明らかになってきました。

「舌ストレス」及び「口腔ストレス」の重要さを、医学の発展のために、患者さんのために、ぜひ医師・歯科医師・整体師の先生方に知っていただきたいのです。

なぜ、舌は歯が嫌なのか？〜舌の閾値のお話〜

今までお話しした通り、舌は、常に歯の刺激から逃げ回っています。その理由のひとつに、舌が他の部位より敏感である、ということがあります。

私が歯大を卒業してすぐの頃、「入れ歯の師匠」と仰ぐ恩師から、「入れ歯の仕上げの確認をするときは、舌で舐めてみるといい」と言われたことがありました。

さすがにこれはちょっと……でしたが、指よりも舌のほうが敏感なので、自分の舌で舐めることで、患者さんの舌の感じを実際に感じなさい、ということだったと思います。

ただし、同じ舌でも、部位によって敏感さは異なります。それは、触れたときの敏感さ、すなわち「接触刺激の閾値」を部位ごとに比べてみるとよくわかります。

図を見てください。舌の先の敏感さを1とすると、指先は4〜10。つまり、舌先よりも指のほうが4〜10倍も鈍感だということになります。

舌も指も、同じ「重層扁平上皮」で覆われています。したがって、表面に近づくほど細胞が平たくなっていき、一番多く刺激を受ける表面は、死んで硬くなった角化層で守られているはずです。にもかかわらずこれほど差があるのは、外界の刺激の最前線で頑張って

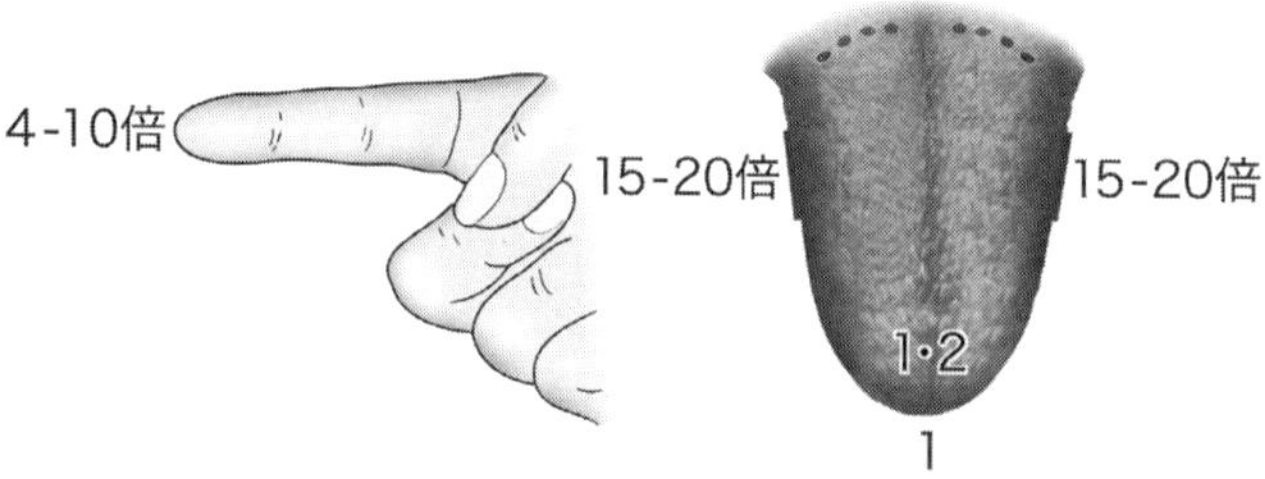

▲舌の先の感覚を1とすると、舌の辺縁部は20倍の鈍感さである。

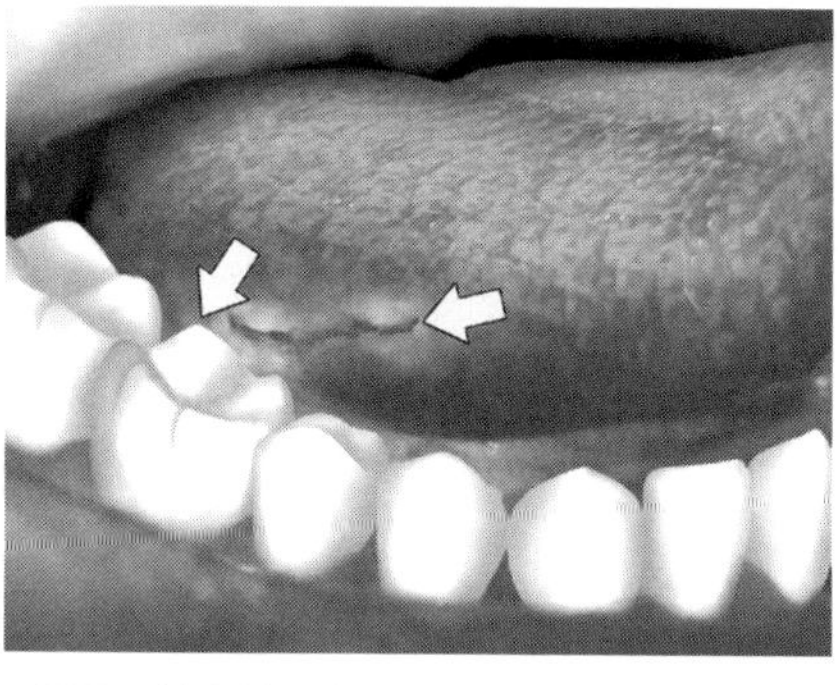

▲舌がんの原因は基本的に尖った歯の慢性刺激によるものが多い。

いる指先に比べれば、舌先はやはり「箱入り娘」なのでしょう。

ところが、舌の辺縁部、つまり舌の横の部分は15～20と、指先よりもさらに鈍感です。同じ舌でも、なぜここだけこれほど鈍いのでしょう？

そうです。辺縁部はちょうど歯が当たるところです。しかも、辺縁部は、上下の歯の、咬み合わせ具合によっては、よく舌を噛んでしまうところです。

もし、ここが舌先なみに敏感だったら、おそらく私たちは生きていけません。1日24時間ずっと気になって、おかしくなってしまうかもしれません。鈍感だからこそ、歯が舌側に倒れ込んで常に突き刺されていても、普通に暮らしていけるのです。

しかし、いくら鈍感でも、長期間激しい刺激が続くと、交感神経のサイレンが鳴り、体が悲鳴を上げてしまいます。また、運が悪ければ、舌がんになります。

実は、一番がんになりやすいのも、この辺縁部にある第一大臼歯の横です。ここは、よく歯がこすれる上に、舌の付け根に近いところなので、舌が逃げようとしても逃げられません。舌先は自由自在に動いて歯をよけたり逃げたりできますが、奥のほうは逃げようがないのです。その結果、傷ついて口内炎を繰り返し、やがてがんを発症してしまうのです。

では、どうすればいいのでしょう？

舌がんになる環境が揃ってしまった!

口腔内のがんは、基本的に遺伝ではなく、慢性刺激によるものと言われています。同じ口腔がんでも、歯肉がんや口腔粘膜がん、咽頭がんなどは、お酒やたばこ、逆流性食道炎などが要因となりますが、舌がんに関しては、その大多数が、「歯の刺激」によって引き起こされると言われています。事実、ほとんどの舌がんは、そこに対応する鋭い鋭縁を持った歯が存在し、患部と歯をピッタリ合わせることができます。

もちろん、舌は血管がたくさん集中している上、筋肉の動きも優秀な健康優良児ですから、他の部位のがんに比べれば、がんの発生率は低いほうです。

ところが、現代人は噛む回数が少ないため、歯が磨耗せず、鋭く尖っています。しかも、歯のアーチが狭いため、逃げ場も狭くなっていますから、舌がんの前駆症状である口内炎ができやすくなります。口腔内の環境が悪いと、細菌がさらに状況を悪化させます。少なくとも1日に1回は丁寧に歯を磨き、1~3カ月に1回は、プロの歯科衛生士のメンテナンスを受けて、お口の中をきれいに保ちましょう。

しかし、もし、慢性的な刺激があるなら、一刻も早くその環境を変えるしかありません。

「歯のアーチ分類」における測定・評価基準について

ここで、ヒューマン、ドッグ、チンパンジーの各スケールのもととなった基準についてご紹介しておきます。

歯のアーチを分類してみよう、と思いついたのは、咬み合わせ治療の患者さん達の模型を眺めていたときでした。どうも大きさや幅にバラつきがあるのです。

これが舌ストレスの原因ではないか？ と思った私は、代表的な大・中・小の3つの模型を選び出し、それを測定した数値を基準にして、各スケールを分類していきました。

●幅の計測点について

幅の基準となる計測点は、図のa・b・c・dの4点です。

歯牙が捻転（回転）している場合は、舌側にもっとも突き出ている咬頭頂間とし、あくまで舌の居場所が確保できる幅の測定を行いました。

a・b・c・dの中の、一か所でも規定に満たないものは、その数値のスケールに分類しました。たとえば、他の数値がヒューマンだったとしても、dが1か所だけチンパンジーの値であったならば、その人はチンパンジー・スケールということになります。

■幅測定基準点

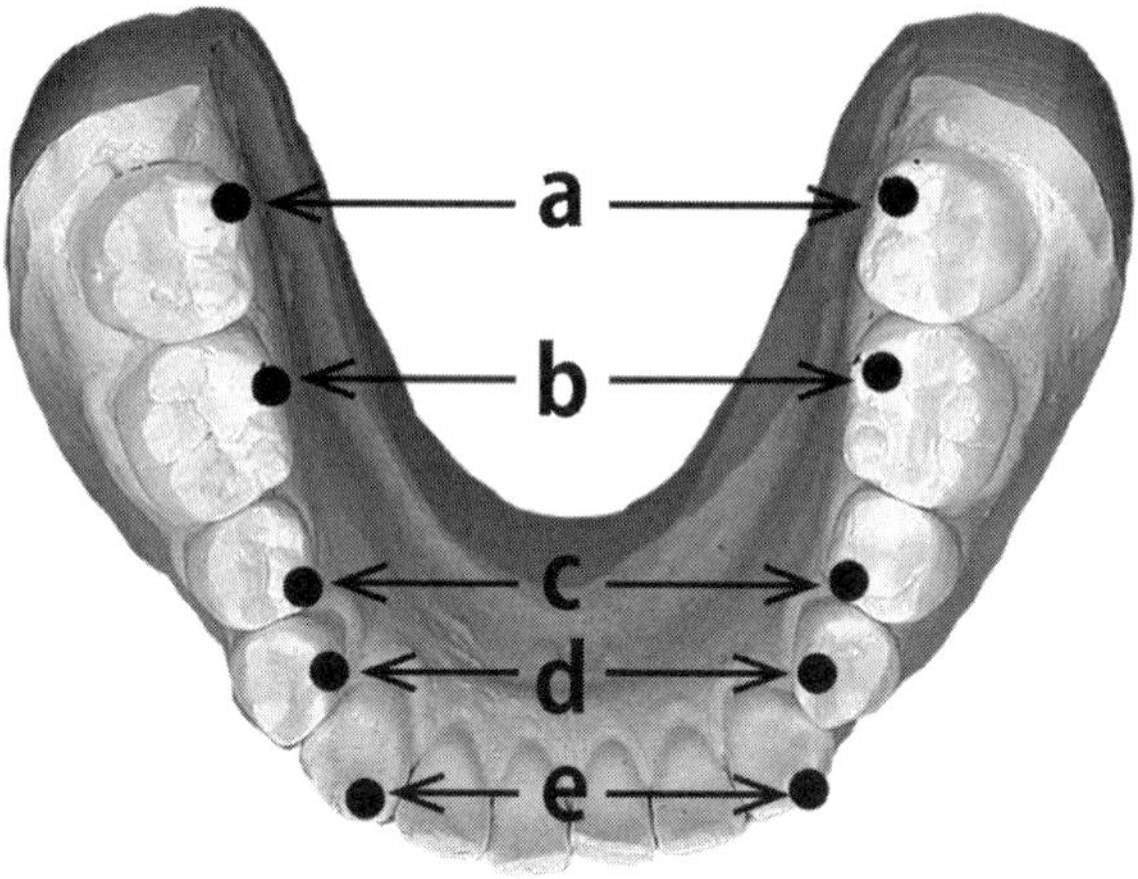

a　下顎第二大臼歯（7R － 7L）遠心舌側咬頭頂間
b　下顎第一大臼歯（6R-6L）遠心舌側咬頭頂間
c　下顎第一小臼歯（5R-%L）舌側咬頭頂間
d　下顎第二小臼歯（4R-4L）舌側咬頭頂間

■幅の計測値

		4R-4L	5R-5L	6R-6L	7R-7L
ヒューマン	男	30mm以上	34mm以上	40mm以上	46mm以上
	女	29mm以上	33mm以上	38mm以上	43mm以上
ドッグ	男	26～29mm	28～33mm	33～39mm	39～45mm
	女	26～28mm	28～32mm	33～37mm	39～42mm
チンパンジー	男	25mm以下	27mm以下	32mm以下	38mm以下
	女	同上			

●男女の基準値とその差について

また、男女で明らかな有意差があったため、その点を考慮し、スケールの数値を男女別に決定しました。チンパンジー・スケール62人においては男女差がほとんどみられなかったため、男女とも同基準値を採用しました。

●面積測定について

面積については、幅の基準としたa・b・c・dの4つに計測点e「下顎犬歯の切端間（3-3）」を加え、さらにa点からe点までの奥行fも測定して、各計測点を線で結んだアーチ・ポイントラインをもとに、面積を算出しました。

ヒューマンよりドッグが0・76㎠小さくなり、ドッグよりチンパンジーのほうが0・96㎠小さくなっているのがわかると思います。

口の中で0・6㎠というのは、大きな数字です。咬み合わせ調整を行うときは、0・1㎜の調整量であることを考えると、舌が多大なる刺激を受けているのがおわかりだと思います。

■幅の計測値（mm）

		人数	4R-4L	5R-5L	6R-6L	7R-7L
ヒューマン	男	4	31.9	35.8	42.2	48.3
	女	8	31	36.1	41.3	46.3
	男女平均	12	31.3	36	41.6	46.8
ドッグ	男	80	28.4	32.9	38.8	45
	女	85	27.2	31.8	37	42.4
	男女平均	165	27.8	32.3	37.9	43.7
チンパンジー	男	14	23.8	27.5	35.3	42
	女	48	24.2	28	33.7	39.8
	男女平均	62	24.1	27.8	34.1	40.3
全部タイプ	男	98	27.9	32.2	38.5	44.6
	女	141	26.4	30.7	36.1	41.6
	男女平均	239	27.1	31.3	37.1	42.9

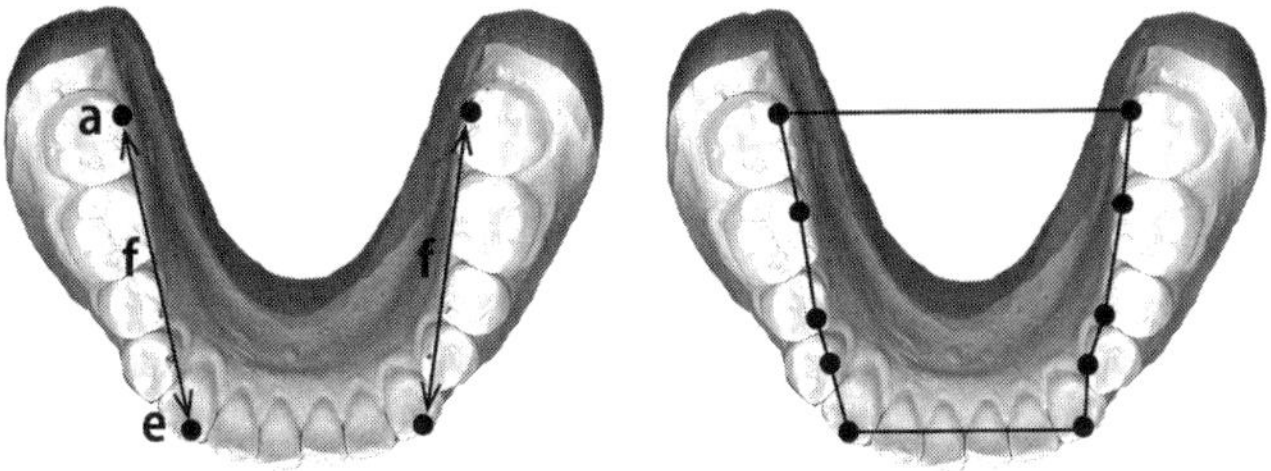

■アーチポイント面積

	3R-3L	4R-4L	5R-5L	6R-6L	7R-7L	3R-7R	3L-7L	面積（㎠）
	（㎜）							
ヒューマン	28.89	29.3	34.78	40.56	45.27	36.12	34.98	12.23
ドッグ	25.17	26.67	31.17	37.04	42.12	35.91	36.01	11.47
チンパンジー	24.44	24.84	29.07	34.73	40.8	35.24	35.17	10.51

ほんの少し「歯」を丸めて、健康を取り戻す

さて、私は口の中のストレス「口腔ストレス」が引き起こす不定愁訴を「口腔ストレス症候群（Oral Cavity Stress Syndrom＝OCSS)」、その中でも「舌ストレス」が引き起こす不定愁訴を「舌ストレス症候群（Toungue Sitrss Syndrom＝TSS)」と命名しました。（107頁参照）

また、こうした患者さんに対する治療法として、以下の2つの治療法を確立し、この2つを総称して「舌ストレス・咬合治療」と呼んでいます。

【安藤メソッド】
●舌ストレス・咬合治療〈体質改善〉
●舌ストレス・咬合治療〈音声改善〉

その術式は、主に以下の通りです。

①舌のストレスを解放させる

②頬粘膜のストレスを解放させる
③唇のストレスを解放させる
④①②③を行った上で、0・1㎜程度の咬み合わせ調整を行う
⑤前歯部が咬合している場合、それを調整する

これは、従来の咬み合わせ治療とは、根本的に異なるものです。

第3章でもご紹介した通り、従来の「咬み合わせ治療」では、主にスプリントと呼ばれるマウスピースを装着する「スプリント療法」が用いられています。

この方法の最大のメリットは、「歯を削らずにすむ」ということです。

一度削った歯は二度と元には戻せませんから、健康な歯を削るということには、歯科医も患者さんも抵抗があるのは当然のことで、歯科医は慎重にならざるを得ません。

スプリント療法であれば、治療効果が出ても出なくても、あるいは、スプリントを装着したことによって不調が現れたとしても、「合わなければ、外してください」と言えます。

そこで歯科医師は第一選択として、歯を削る「引き算」の治療法ではなく、スプリントを装着する「足し算」の治療を行うわけです。

この方法でも、顎関節症の原因が「夜の歯ぎしり」などの場合には、効果が得られます。

歯ぎしり・食いしばりによる歯周組織のダメージを防ぐことも可能です。

また、舌ストレス症候群にも、一定の効果は得られます。なぜなら、マウスピースで舌のストレスとなる歯の尖りや突起、傾倒などをまるごとくるんでしまうため、舌が傷つかなくなり、舌ストレスによって引き起こされる不定愁訴の発症・増悪が抑えられます。ナイフを布団でくるんでしまうようなもの、と言えばわかりやすいでしょうか。

しかし、これはあくまで一時的なもので、マウスピースを外してしまうと、また元に戻ってしまいます。

「舌ストレス症候群」を根本から治すには、舌にストレスを与えている大きすぎる歯を小さくしたり、尖りを丸めたりするしかありません。

そこで、安藤メソッドの「舌ストレス・咬合治療」では、「足し算の治療」ではなく「引き算の治療」、つまり「歯を丸め、形を整える」ことから進めていきます。

これが、安藤メソッドの根幹と言えるでしょう。

天然歯を削ることは大罪か？

「健康な歯を削ると、歯が弱くなってしまうのでは？」

「虫歯になりやすくなるのでは？」

といった質問をよく受けます。昔と違い、今は虫歯もできるだけ削らず、抜かず、温存するという考え方が主流となっていますから、当然の質問だと思います。

でも、どうぞご安心を。

安藤メソッドの「舌ストレス・咬合治療」では、基本的に、「削る」というより「丸める」という程度の量しか削りません。

舌側や頬側に大きく張り出しているケースでは、エナメル質をそぎ落とすこともありますが、ほとんどの場合は、歯の表面を覆っているエナメル質を、わずか0・5㎜削って鋭い尖りを丸めるのみです。

また、咬み合わせ調整においても、歯の噛む面を0・1㎜ほどしか削りません。ですから、治療はほとんどの場合痛みもなく、麻酔も使用しません。

そもそも、エナメル質はハイドロキシアパタイトという、主にリン酸カルシウムで構成される部分で、ほとんど細胞がないため、削っても痛くありません。

また、もともとエナメル質は、咀嚼によって削れてしまうことを想定してつくられた、「削れ要員」ともいうべき存在であると言えます。

昔の人のようによく噛んで食べていれば、エナメル質は自然に削れ、磨耗していきます。事実、遺跡などから発掘された人骨を調査した数多くの研究から、咀嚼回数が多い時代の人ほど、歯が削れて短く丸くなっていることがわかっています。

原始人の成人の歯などは、エナメル質がほとんどなく、歯の象牙質が露出しているケースが珍しくありません。

通常、虫歯などによってエナメル質に穴があき、象牙質が露出してしまったら、冷たいものや甘いものが歯に浸みたり、噛むたびに痛みが生じます。

では、象牙質が露出していた原始人たちは、歯が痛くなかったのでしょうか?

私たちの体はとてもよくできていて、特定の条件さえ揃えば、「第二象牙質」と呼ばれる新たな象牙質が再生されます。原始人の場合も、象牙質が再生されていたことが推測されます。そうでなければ、硬い肉や木の実を噛んで食べることができなくなり、生き抜くことができなかったでしょうから。

ところが、現代人は咀嚼回数が少ないため、歯がほとんど磨耗しません。そのため、子供のときに生えてきたときのままの形、つまり、尖りや突起が残っていて、これが舌にストレスを与える要因となっています。

しかも、栄養状態がよくなったことで、現代人の歯は大きくなっています。あごが小さくなり、そうでなくとも現代人の舌は居住スペースが狭くなっているのに、大きくて尖った歯に囲まれてしまっている。これが、現代人の多くが抱える「舌ストレス症候群」の元凶なのです。

さて、話を元に戻しましょう。「舌ストレス・咬合治療」では、舌ストレスを取り除くため、歯の突起をはじめ、大きすぎる歯の側面を丸めますが、これは磨耗しなくなった現代人の歯を、人為的に磨耗させて調整している、とも言えます。

その結果、安藤メソッドの治療を実施した患者さんは、「首のこり、痛み」については、86・7％ 肩こりが80・1％、腰痛では78・1％の改善率となっています。

左表は、ヒューマン、ドッグ、チンパンジーの各スケールにおける改善率の比較です。今回、この表を作成して自分でも驚いたのですが、ヒューマン・スケールの場合、なんと音声以外の不調33項目中、12項目が１００％の改善率となっています。

もともとヒューマン・スケールは歯のアーチが広いため、「舌ストレス・咬合治療」の患者さん自体が少なく、わずか12名です。そのため統計的な正当性は期待できません。しかし、それにしても難治性と言われる顎関節症の３兆候である「顎関節が痛い」「あごの関節が痛い」「あごの関節が鳴る」「口が開きにくい」がすべて改善されています。

また、他のスケールの改善率を見てみると、チンパンジーよりドッグ、ドッグよりヒューマンのほうが、全体的にみて改善率が高くなっています。

このことから、あごが大きい人ほど舌ストレスが少なく、舌の位置が安定している。舌が逃げ回らずにすんでいる。その結果、下あごの位置が安定しており、不定愁訴を発症しにくく、改善しやすいのではないか、と推測できます。

逆に言えば、あごが小さいチンパンジー・スケールでも、歯を少し丸めて舌ストレスを取り除くことで、かなりの改善率をのぞめるのです。

■各スケール別・不定愁訴改善率の比較

	1	2	3	4	5	6	7	8	9	10	11	12	13	14	15
症状	あごの関節が痛い	あごの関節が鳴る	口が開きにくい	偏頭痛	口・頬の筋肉のこり	肩こり	首のこり、痛み	腰痛	背中の痛み	手足のしびれ	歯ぎしり	食いしばり	めまい	耳鳴り	難聴
ヒューマン	**100.0%**	80.0%	**100.0%**	63.6%	**100.0%**	63.0%	85.7%	70.4%	50.0%	85.7%	**100.0%**	**100.0%**	**100.0%**	**100.0%**	**100.0%**
ドッグ	69.9%	67.8%	86.7%	84.1%	88.3%	79.5%	85.6%	75.4%	84.0%	60.3%	93.7%	92.1%	72.7%	67.0%	78.0%
チンパンジー	**100.0%**	72.7%	88.3%	97.7%	96.3%	85.5%	90.1%	86.8%	81.5%	68.0%	89.8%	88.2%	69.2%	68.8%	42.9%
合算	80.4%	69.4%	87.5%	86.3%	91.2%	80.1%	86.7%	78.1%	82.6%	64.4%	92.7%	91.0%	73.5%	68.4%	68.1%

	16	17	18	19	20	21	22	23	24	25	26	27	28	29	42
症状	鼻炎	喉の過敏	嘔吐反射	胃腸が弱い	便秘	下痢	湿疹	生理痛	無気力	口の中が乾く	冷え性	体がだるい	むくむ	手足に汗をかく	睡眠不足
ヒューマン	76.9%	66.7%	**100.0%**	91.7%	50.0%	なし	**100.0%**	50.0%	33.3%	**100.0%**	86.7%	75.0%	88.9%	**100.0%**	なし
ドッグ	62.8%	82.5%	88.9%	62.3%	60.8%	77.5%	63.6%	61.8%	62.2%	79.2%	54.7%	65.2%	60.0%	56.7%	48.6%
チンパンジー	73.3%	70.3%	33.3%	63.6%	56.8%	72.2%	80.0%	56.3%	82.4%	76.9%	75.7%	76.3%	68.4%	14.3%	50.0%
合算	65.5%	77.0%	76.9%	64.6%	58.9%	73.3%	70.6%	59.6%	66.7%	79.0%	63.5%	68.5%	64.3%	47.0%	49.0%

抜くべきか、抜かざるべきか？

今度は、歯科矯正における〝抜歯〟について考えてみましょう。

８０２０運動をご存じですか？

これは、１９８９年（平成元年）に、当時の厚生省（元厚生労働省）と日本歯科医師会が「80歳になっても20本以上の歯を保とう」と提唱してスタートした運動です。スタート時点での達成率はわずか７％でしたが、２０１６年に50％を超えるという大躍進。達成率はさらに延び続けています。

こうした背景の中、昔は虫歯になったら抜歯、矯正するなら抜歯、というのが当たり前でしたが、今では「歯は抜かないほうがいい」と思う歯科医が多数になってきました。もちろん、私も歯はできるだけ抜かないほうがいい、と考えています。

しかし、本書でも繰り返しお話ししてきたように、現代人は歯が生える土手（＝歯ぐき）が小さくなり、逆に歯が大きくなっています。そのせいで、歯が舌側や頬側に倒れこんだり、八重歯のように、歯列の外に生えて歯列がガタガタになる人が増えてしまいました。

そこで、安藤メソッドで尖った歯を丸めたり、大きすぎる歯を小さくしても舌のストレスを取り除くことができないと診断された場合、歯科矯正を選択することがあります。

特に、歯の乱れがひどくて、削る量が多くなると診断された場合、なおかつ、患者さんが、まだ矯正の適齢時期である場合です。

個人差はありますが、40歳前後から骨が硬くなってくるため、また、歯周病の罹患率が増えてくるため、40歳をすぎた方には、歯科矯正はあまり推奨しておりません。


しかし、歯科矯正をすると決めても、今度は「抜歯矯正」か「非抜歯矯正」かで悩むことになります。

考えてもみてください。もともと狭い土手に、無理やりに大きめの歯がぎゅうぎゅう詰まっているから、歯がガタガタになるのです。それなのに、抜歯もせず、同じ本数の歯を狭い土手にキレイに並べることが可能だと思いますか？

もし仮に、「非抜歯矯正」を無理に行ったとしたら、どうなるかというと……。

たとえば、前歯が出っ歯気味になってしまい、笑ったときに歯が剥きだしになって、あまり「品のよい笑顔」とは言えなくなってしまうことがあります。

歯科医としては、患者さんが歯を気にせず、思いっきり笑えるようにしてさしあげたい。

そして、笑ったときに最高に輝けるよう、美しい口元にしてさしあげたいと考えています。

そこで、審美的な意味も含めて考慮し、あえて「非抜歯矯正」より「抜歯矯正」をおすすめすることもあるのです。

しかし、これは難しい問題です。

なぜなら、歯科矯正をすると、さらに歯のアーチが小さくなってしまいます。

「舌ストレス」や「頬粘膜・唇ストレス」という視点でみると、非抜歯のまま、つまり、現状のアーチの大きさを維持したままのほうがよいのです。

舌や頬、唇のストレスを考慮し、「非抜歯矯正」を選択するか。

美しい口元にするため、「抜歯矯正」を選択するか。

私は常に、このはざまで悩み、患者さんと相談して、よりメリットの大きいほうを選択しているというわけです。

難しい問題ではありますが、私のように患者さんのために悩まれている歯科の先生方も、これからはぜひ、「舌ストレス」にも着目していただき、それを踏まえた診断・選択をしていただけるよう、心から願っています。

インプラントは、救世主になれるのか？

入れ歯（義歯）は、舌ストレスの原因になる、とお話ししましたが、では、歯が抜けてしまったらどうすればいいのでしょう？

現時点では、インプラントがもっとも賢明な選択でしょう。

インプラントは、義歯の中でももっとも天然歯に近い咀嚼力を与えてくれます。

たとえば、天然歯の噛む力を100％とすると、ブリッジは70％、入れ歯は30％の力でしか噛むことができないと言われています。さらに、ブリッジや入れ歯は、残っている天然歯に余計な力がかかり、支台になった歯の寿命を縮めてしまいます。ブリッジの場合、両隣の天然歯のエナメル質を削るため、さらに寿命が縮まってしまいます。

その点、インプラントはあごの骨に土台を埋め込むので、天然歯の90％以上の力を発揮します。そして、最大のメリットは、残った歯の寿命を縮めずにすむのです。

ただ、インプラントにもデメリットがあります。

天然歯の根っこは、歯と骨のクッション役をする「歯根膜」に覆われています。

そして、この「歯根膜」の中にあるシャーピー繊維が引っ張られることで、三叉神経節ということろを通じて、噛む刺激が脳に伝わっていきます。

私たちが食べ物を噛んだとき、歯ごたえを感じたり、食べ物の硬さに合わせてちょうどいい力で噛んだりできるのは、このシャーピー繊維をはじめ、咀嚼筋の中にある「筋紡錘」、そして顎関節の3つのセンサーのおかげなのです。

また、第3章でお話ししたように、歯のまわりには、血管がギッシリ詰まっていて、首から上の血液の循環をよくするポンプの働きをしてくれています。

歯を失うということは、この「歯根膜」や「第3のポンプ」を失うということ。

インプラントでは、歯ごたえを感じることも、噛むときの力加減も、天然歯ほどうまくできません。噛むことによる、歯根膜から脳への刺激も失われてしまいます。

すぐにインプラントを選択するのではなく、できる限り、1本でも多く天然歯を残そうというのは、そのためなのです。

また、天然歯と同じで、インプラント治療をするときも、舌への影響を考慮しなければなりません。インプラントは、まず支台を骨に埋め込み、その上にセラミックなどの義歯をかぶせます。この義歯が大きすぎると、舌のストレスになってしまうのです。

また、歯が抜けた後、何年も放置していたところにインプラントを入れる場合は、さらに注意が必要です。なぜなら、舌が変形している可能性があるからです。

舌に限らず、生体は、空間があると入り込もうとする性質があります。そのため、歯が抜けて何年も放っておくと、舌がその部分だけ大きくなってしまいます。

その状態で入れ歯を入れたケースでは、「気が狂いそうなほどイライラする」というケースをしばしば見かけます。大きくなってしまった舌が、強烈に嫌がってしまうのです。舌が大きくなって、大変な舌ストレスを抱える結果になる前に、歯が抜けたらできるだけ早く、主治医と話して何らかの処置をするようにしましょう。

もし、インプラントを選択するなら、気をつけていただきたいことが、もうひとつあります。インプラント治療では、土台としてチタンを埋め込むのが一般的です。ところが、まだそれほど数は多くありませんが、チタンにアレルギー反応を示す人が増えつつあります。金にアレルギー反応を示す人が増えてきたのと同じで、チタン製の時計やアクセサリーをつける人が増えたため、体がチタンを「異物」と認識するようになったためと考えられています。

インプラントも万能ではありません。できるだけ歯を残せるよう口腔ケアをしっかりし、もしインプラントを入れるときは、舌ストレスを考慮した施術を行うべきでしょう。

舌の発声・音声への影響を解明する、新たな試み
～㈱国際電気通信基礎技術研究所（ATR）での実験について～

安藤メソッドでは、音声改善を主目的とする「舌ストレス・咬合治療〈音声改善〉」も行っています。その効果については、第5章で実際の症例をご紹介していますので、ご参照ください。

さて、音声改善については、「舌は、音声に影響を与える」という自身の理論を証明し、そのメカニズムを明らかにすべく、歯と舌が発声や音声におよぼす影響についての研究をライフワークのひとつに加えています。

その活動の一部をご紹介させてください。

まずは、歯の鋭利な面を丸めるだけで、なぜ発声・滑舌に影響を与えられるのか？　その変化の程度はどのぐらいなのか？　それを音声ソナグラムなどの科学的な面から明らかにする目的で、2006年、当時日本音響学会理事であり、音声解析の第一人者であった、千葉工業大学ロボテクス科の大川茂樹教授と「歯と声の研究会」を創設しました。

さらに、2007年1月から3月にかけて、「歯の形態が舌の運動に影響を与え、ひい

ては発声・発音に深くかかわっていることの解明」を目指し、京都府の「けいはんな学研都市」にある株式会社国際電気通信基礎技術研究所（ATR）において、動的MRIを使用した臨床実験を行っています。

実験は、安藤メソッドの「舌ストレス・咬合治療〈音声改善〉」を行った患者さんを対象に行いました。

まず、動的MRIの中で、治療後の状態のままで、同じフレーズを同数回ずつ発声してもらい、舌の動きを記録。その後、歯に着脱可能なプラスチックをつけ、治療前の状態を再現し、同様の実験をして、舌の動きと発声の状態を比較しました。

本来は、治療前と治療後の状態を比較したかったのですが、倫理委員会から方法の変更を求められたため、治療後の状態→治療前の状態という実験方法に変更して行いました。

その結果、治療前の状態を再現すると、途端に発声が安定しなくなることがわかりました。つまり、「歯が舌に影響を与えていること」、さらに「舌が安定しないことで、発音に影響を与えていること」が、この実験で証明されたわけです。

この結果は、日本音響学会で発表しました。

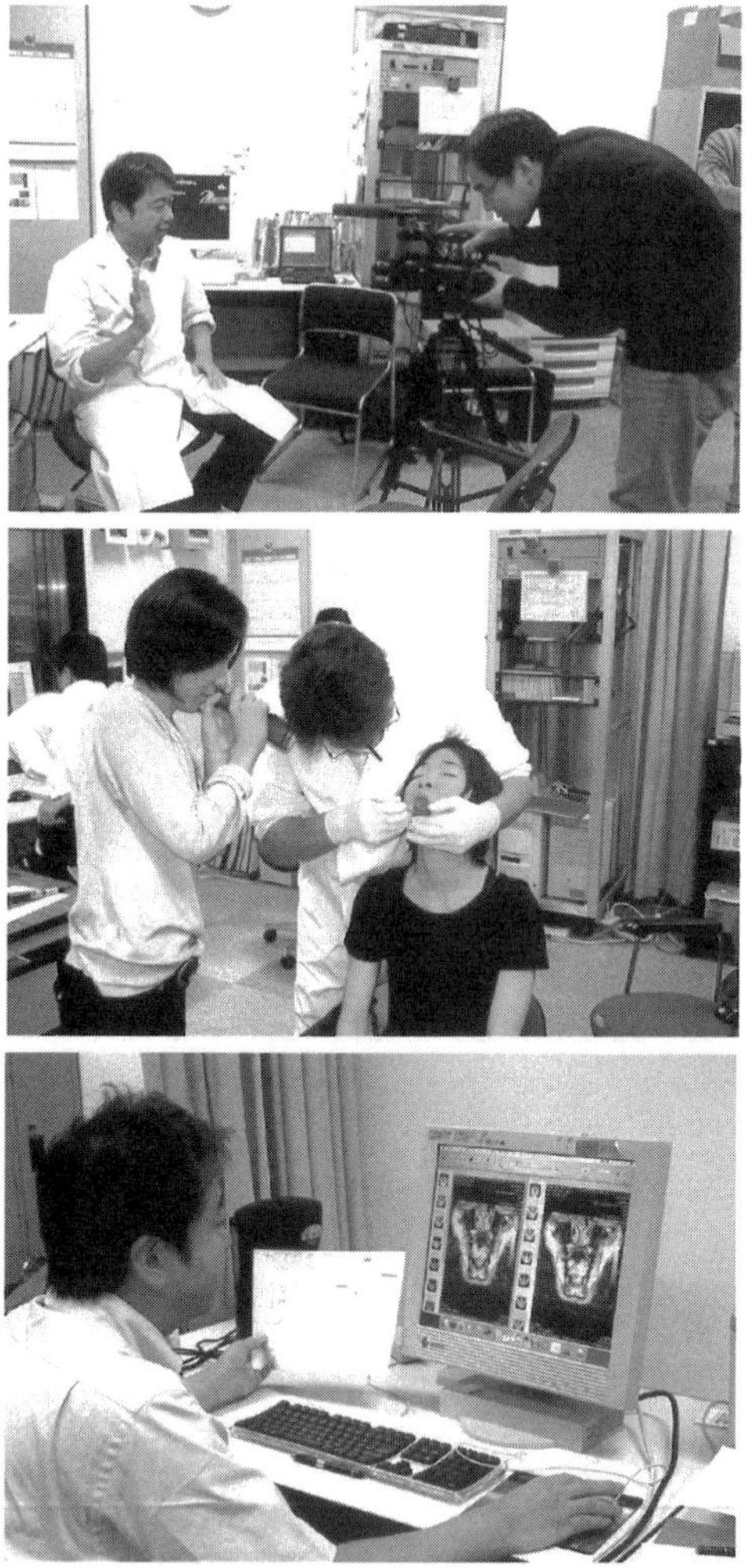

▲ＡＴＲにおける実験の様子。動的 MRI の中に被験者が入り、同じフレーズを同数回ずつ発声してもらい、舌の動きを記録しています。

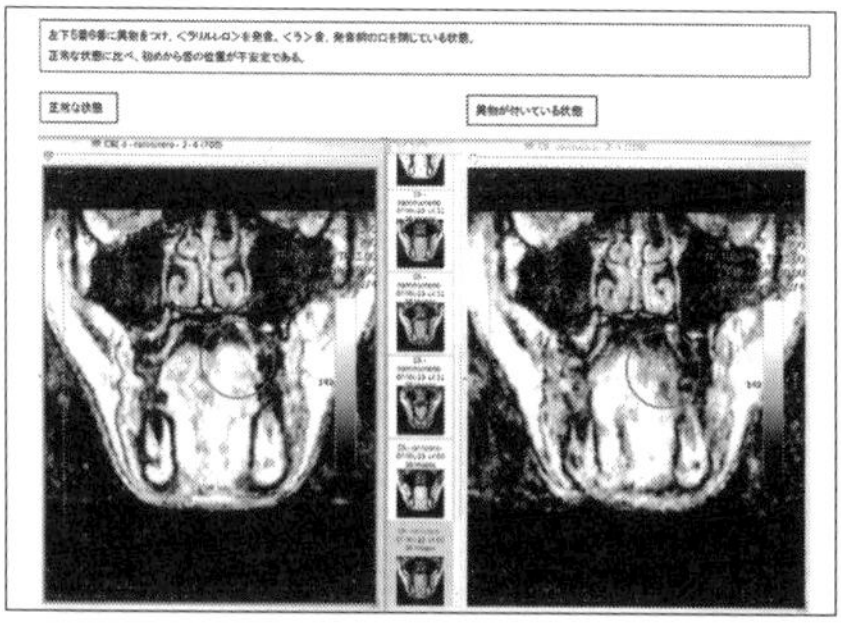

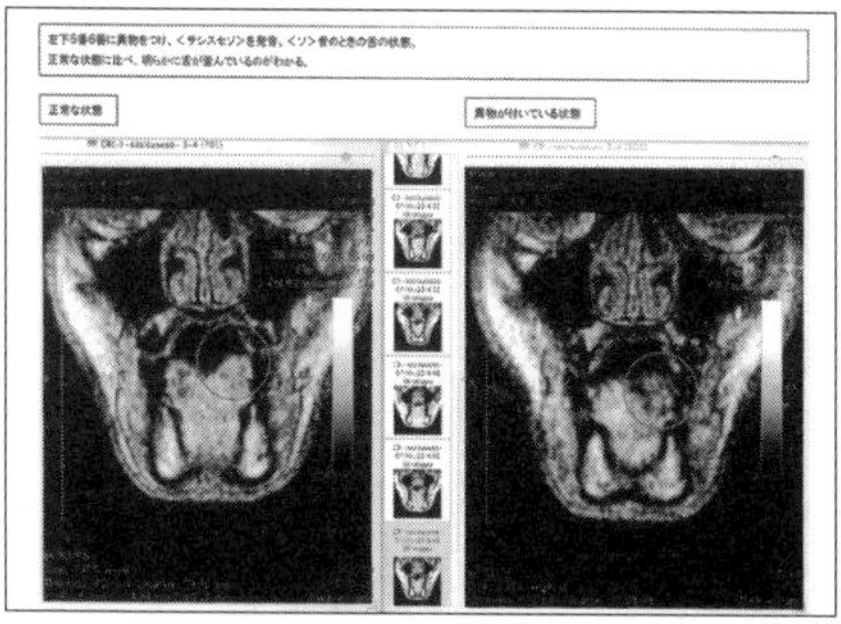

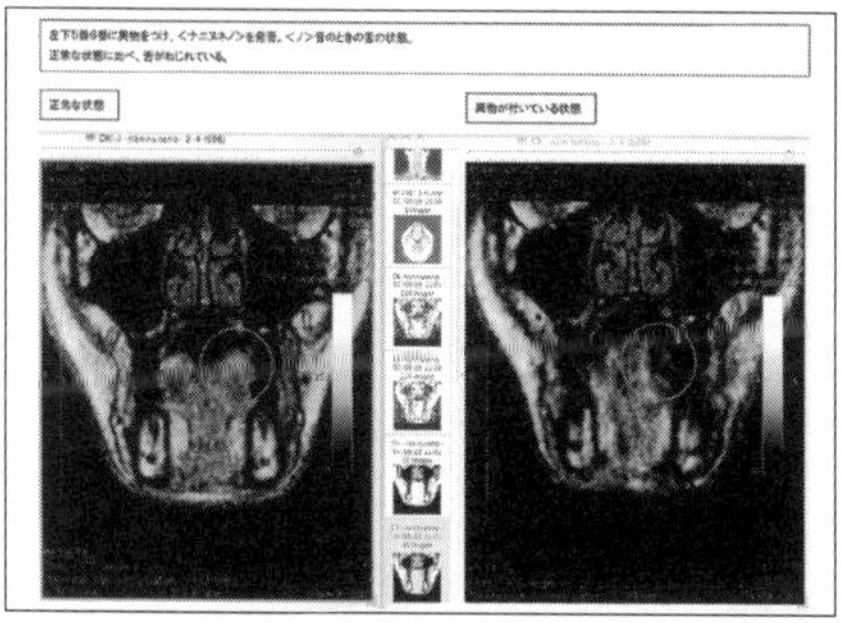

▲実験結果を示す、顔と舌の断面のMRI画像。治療後の状態だとスムーズに動いた舌が、着脱可のプラスチックをつけて、治療前に戻すと、途端に安定しなくなるのがわかります。特に、ラリルレロのロ、ナニヌネノのノ、サシスセソのソ、が一番崩れています。

この研究の後も、治療に来られた患者さんの治療前と治療後の音声サンプルを採取し、すべて声紋であるソナグラムと、フォルマントの比較研究を行い、その成果をまとめた論文を、2018年11月現在で計7回発表しています。

このような科学的検証を重ねていく中で、安藤メソッドの「咬み合わせ・音声改善治療」の科学的根拠をより明確にしていきたいと考えています。

また、現在はさらに英語の音声サンプルをもとにした研究も行っており、日本語とは異なる発声・発語の言語においても、「歯と舌」が重要な役割を果たしていることを証明していきたいと考えています。

誕生から100歳までに気をつけるべき口腔ケア

舌は、まだ母親の胎内にいるときに早いうちにつくられます。そして、生きている限り一生涯、食べる、飲み込む、話す、笑う、歌うという、生きていく上で欠かせない重要な働きをしてくれます。

この舌を歯の刺激から守り、ストレスから解放して元気になってもらうということは、すなわち、よりよく生きるということでもあります。

では、舌に生涯自由に、元気に働いてもらうには、どうすればよいのでしょう？

そこで、人生100年と想定し、この世に誕生してから100歳までに行うべき「口腔ケア年表」を、舌を主軸として考えてみました。

誕生から100歳までの間に、舌を取り巻く環境はどのように変わっていくのか、何歳頃に、どのようなことに気をつけ、どんなケアをするべきなのかが、一目瞭然となっています。つらい不定愁訴に悩まされることなく、長い人生を楽しんで生きるための参考にしてください。

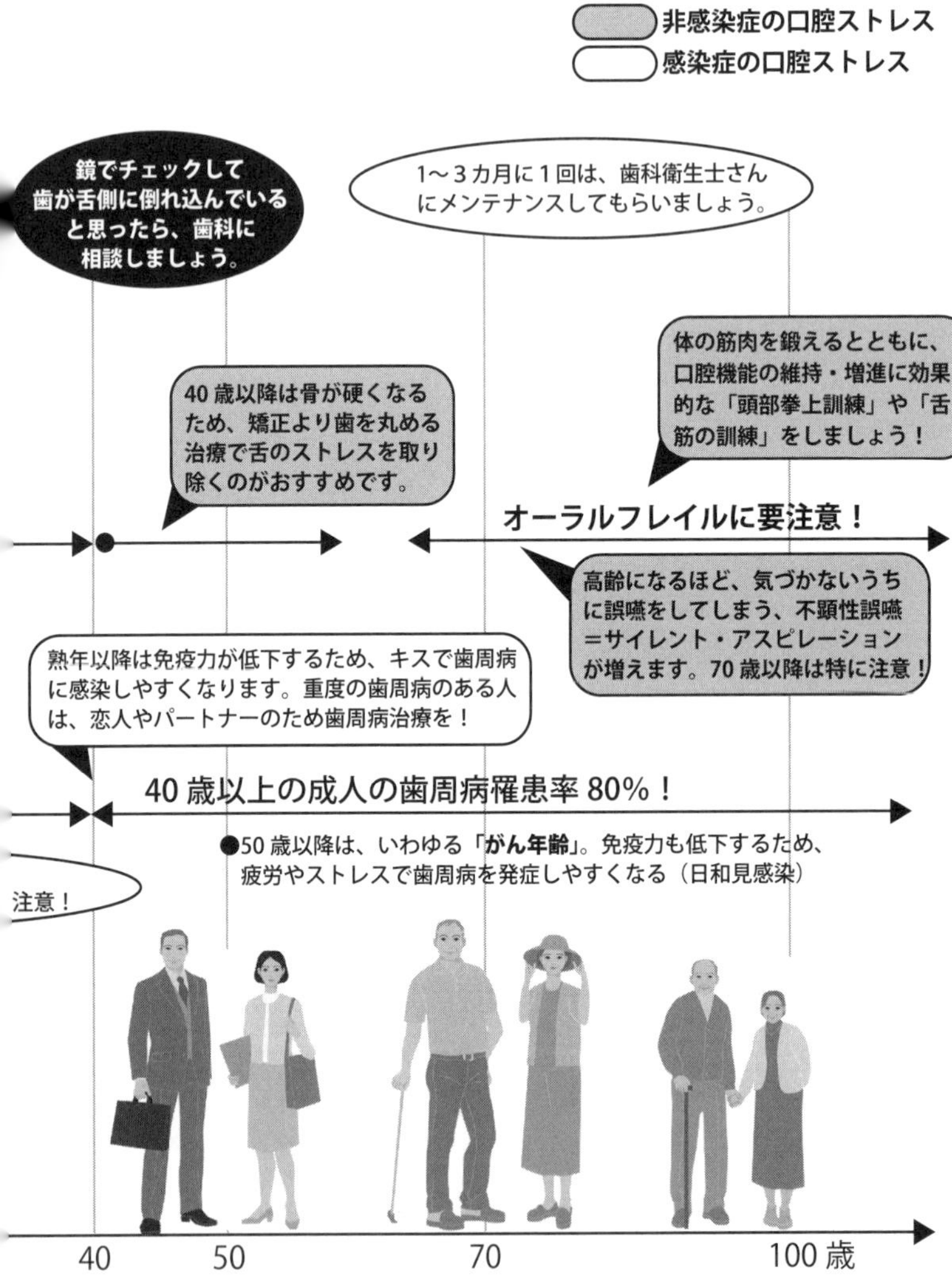

非感染症の口腔ストレス
感染症の口腔ストレス
鏡でチェックして歯が舌側に倒れ込んでいると思ったら、歯科に相談しましょう。

1～3カ月に1回は、歯科衛生士さんにメンテナンスしてもらいましょう。

体の筋肉を鍛えるとともに、口腔機能の維持・増進に効果的な「頭部挙上訓練」や「舌筋の訓練」をしましょう！

40歳以降は骨が硬くなるため、矯正より歯を丸める治療で舌のストレスを取り除くのがおすすめです。

オーラルフレイルに要注意！

高齢になるほど、気づかないうちに誤嚥をしてしまう、不顕性誤嚥＝サイレント・アスピレーションが増えます。70歳以降は特に注意！

熟年以降は免疫力が低下するため、キスで歯周病に感染しやすくなります。重度の歯周病のある人は、恋人やパートナーのため歯周病治療を！

40歳以上の成人の歯周病罹患率80%！
●50歳以降は、いわゆる「**がん年齢**」。免疫力も低下するため、疲労やストレスで歯周病を発症しやすくなる（日和見感染）
注意！
40
50
70
100歳

舌ストレスを防いで幸せな人生を送るための
「口腔ケア年表」

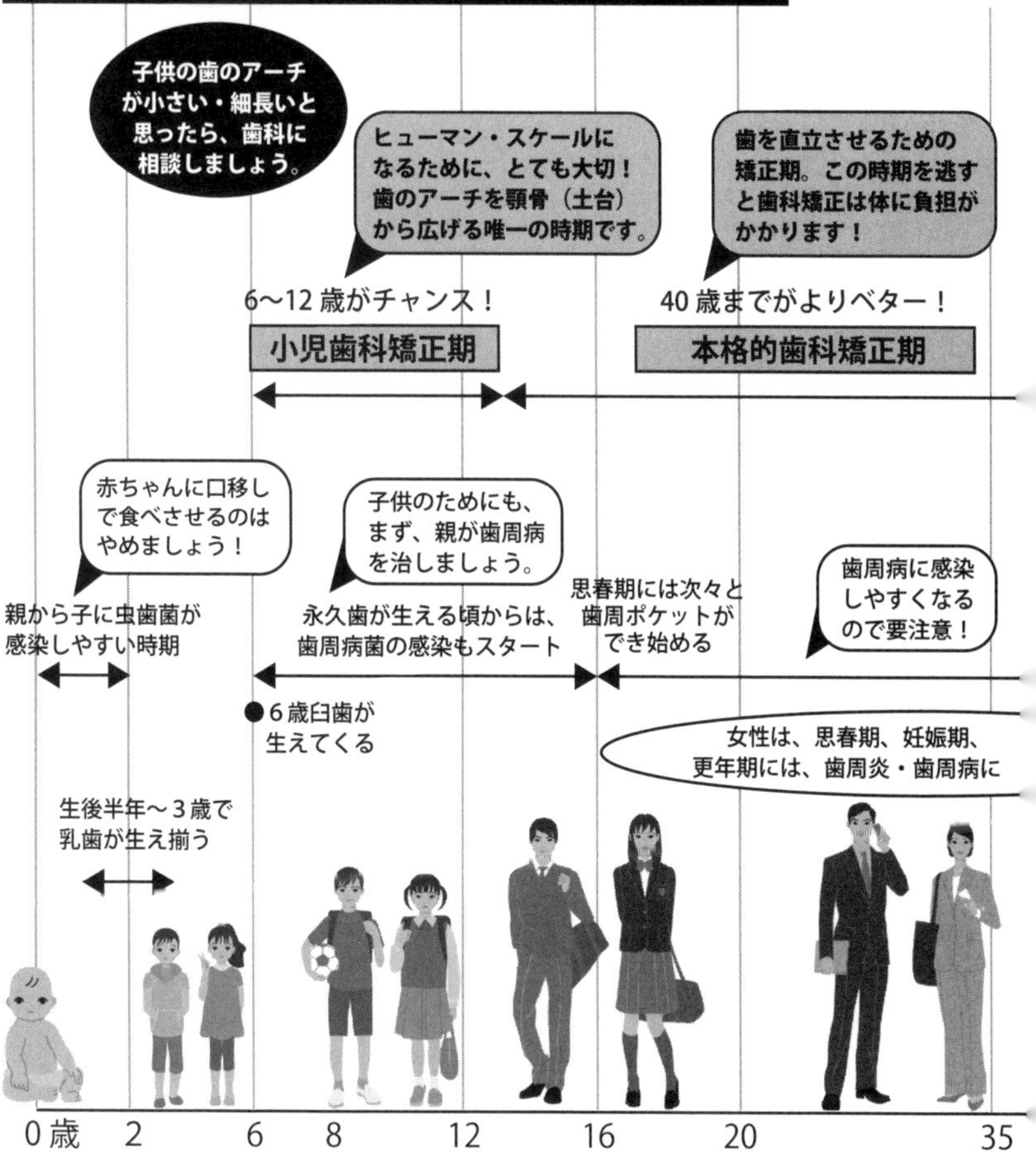

子供の歯のアーチが小さい・細長いと思ったら、歯科に相談しましょう。
ヒューマン・スケールになるために、とても大切！歯のアーチを顎骨（土台）から広げる唯一の時期です。
歯を直立させるための矯正期。この時期を逃すと歯科矯正は体に負担がかかります！
6～12歳がチャンス！
40歳までがよりベター！
小児歯科矯正期
本格的歯科矯正期
赤ちゃんに口移しで食べさせるのはやめましょう！
子供のためにも、まず、親が歯周病を治しましょう。
歯周病に感染しやすくなるので要注意！
親から子に虫歯菌が感染しやすい時期
永久歯が生える頃からは、歯周病菌の感染もスタート
思春期には次々と歯周ポケットができ始める
6歳臼歯が生えてくる
女性は、思春期、妊娠期、更年期には、歯周炎・歯周病に
生後半年～3歳で乳歯が生え揃う
0歳
2
6
8
12
16
20
35

〔知っ得マメ知識〕ガムを噛むと、歯が伸びる!?

ガムを噛むと、咬み合わせが狂いやすくなることをご存じですか？

私たちの歯は、骨に直接くっついているわけではありません。歯の根のまわりは「歯根膜」という薄い膜で覆われていて、その中の「シャーピー繊維」が歯と骨とつなぎ止めるロープの役割をしています。おかげで、噛むことによる衝撃がやわらげられ、ものを噛んで歯が左右に動いたり、下に沈んだりしても、また元に戻ることができるのです。

ところが、ガムを噛むと、歯はガムにくっついて上に引っ張られます。シャーピー繊維は、歯が下に沈まないように抵抗する力はあっても、上に引っ張りあげられた歯を元に戻す力がイマイチ弱いため、歯が浮き上がり、咬み合わせが狂ってしまいます。

おかげで、私が咬み合わせ治療をしてミクロレベルでキッチリ調整しても、ガムを噛むことで台無しになるのです。そこで、私のクリニックでは、咬み合わせ治療後は基本的に「ガム禁止」。「歯にくっつかないタイプのガム」だけはＯＫとしています。できれば、もっと硬くて昔の犬のガムのようなものが良いのですが、なかなかありませんね。どこかのメーカーさんがつくってくれないかなと思っているのですが、いかがでしょう？

第5章

症例別でみる安藤メソッドの治療の実際

以下の順で症例をご紹介します。

【歯の状態】の①～⑭の数字は、巻末カラー頁の14パターン①～⑭に対応していますので、ご参照ください。

【主分類】
【歯の状態】
【主訴】
【治療前写真】
【特徴】
【治療】
【治療後】

治療の必要がない症例

○症例1　70代　男性　会社員

【主分類】

理想的なヒューマン・スケール

【歯の状態】

なし

【主訴】

ほとんどなし

【特徴】

●どこから見てもバランスが取れていて、理想の円に近い楕円のアーチです。

●歯が大きすぎず、ちょうどいい大きさで、見事に直立しています。舌の居場所がしっかり確保できていて、舌が安心していられる状況です。

●ほぼ満点のヒューマン・スケールであり、治療の必要はありません。

〈所感〉

現在70代以上の方には、ヒューマン・スケールの方が多くいらっしゃいます。この方々が、虫歯や歯周病をして「よく噛んで食べる生活」を維持できれば、健康長寿につながるでしょう。この方の場合、定期的にメンテナンスに通ってきておられるため、口腔環境も良好です。現代人の理想形と言えるでしょう。

CASE-1

上あご

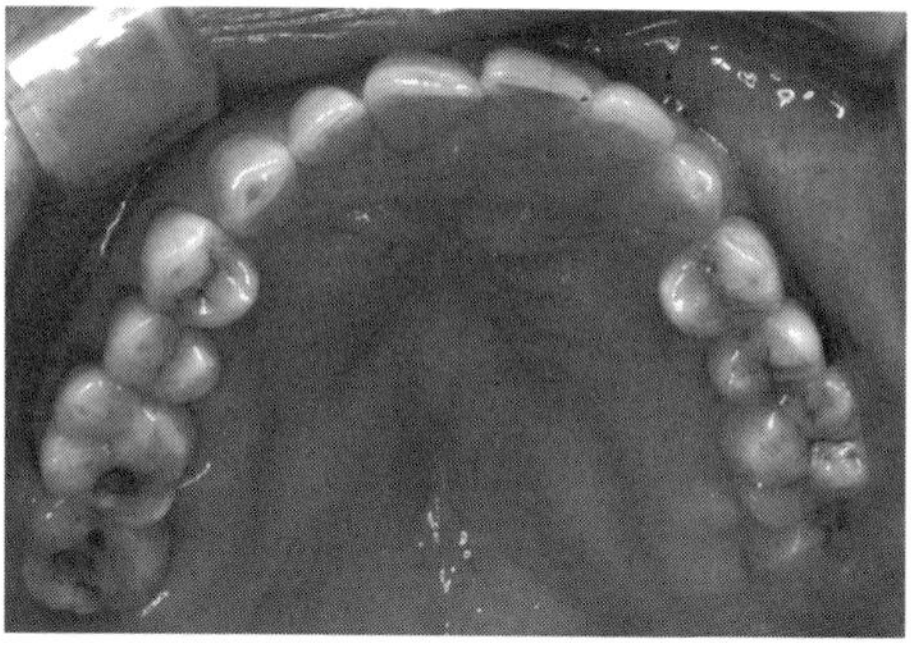

すべての歯が直立し、舌がゆったりとすごせている。

また、すべての歯が、適度に丸まっていて、歯の尖り（歯牙鋭縁）もない。

下あご

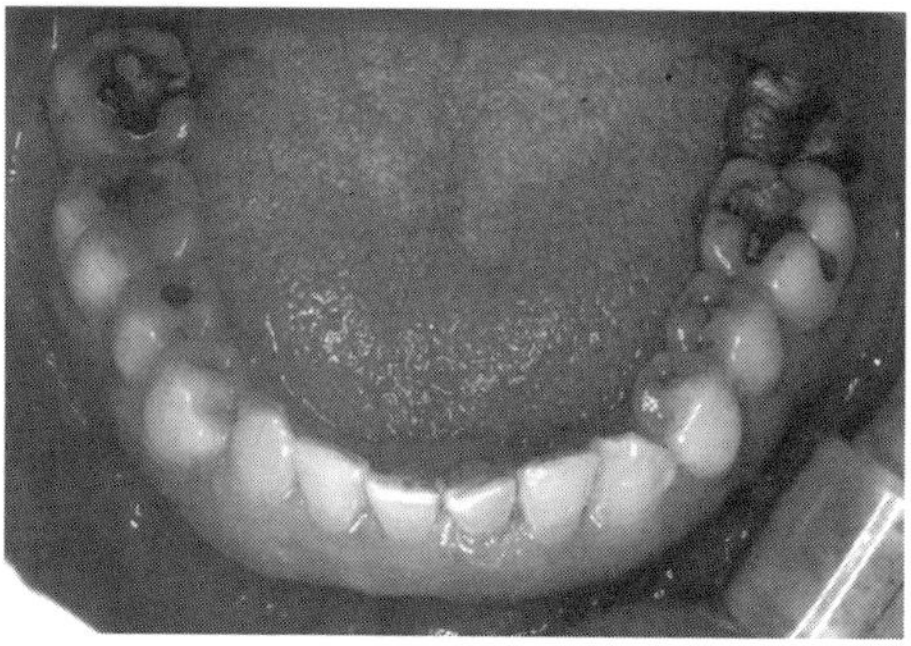

舌の部屋として十分な幅がある。

これが、ヒトの理想形と言える。

【アーチ・ポイント・ライン】

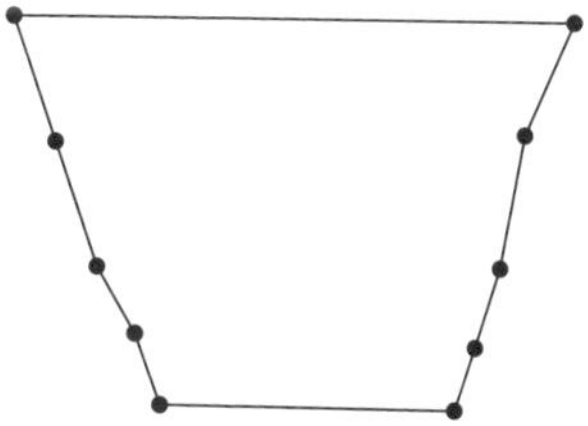

○症例2　60代　男性　会社員

【主分類】

やや狭いヒューマン・スケール

【歯の状態】

②鋭い歯の尖り（歯牙鋭縁）

【主訴】

ほとんどなし

【特徴】

●症例1の方よりややアーチが狭いですが、舌に対して十分な広さがあります。

●欲を言えば、歯のアーチのコーナーのふくらみがもう少し欲しいところですが、直線的な形になっています。

●上あごの最後臼歯にやや頬側傾斜があるものの、特に治療は必要ありません。

〈所感〉

この方が20年以上前に初診でいらしたときは歯肉が腫れ、出血をしていました。あまり歯周病が周知されていない時代だったためです。しかし、その後きちんとメンテナンスに通われ、非常に良い状態を保たれていて、素晴らしい！の一言です。

やや狭いアーチで、歯の尖りもあるのですが、歯はしっかりと直立しているため、舌ストレスもありません。

CASE-2

上あご

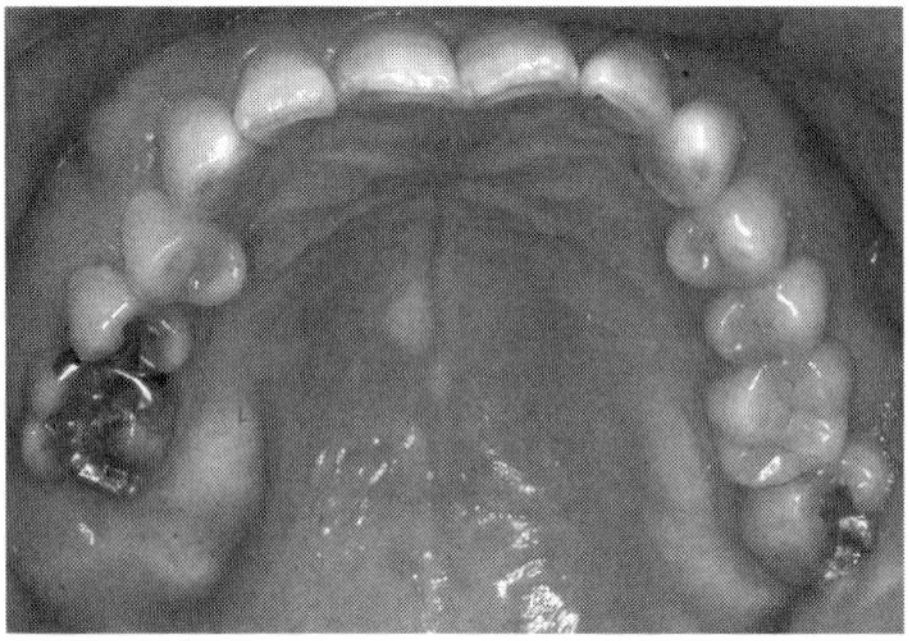

上あごの幅が十分ある。
すべての歯が直立し、舌がゆったりとすごせている。
ただし、一番奥の歯が頬に大きく張り出しているため、頬粘膜ストレスがある。

下あご

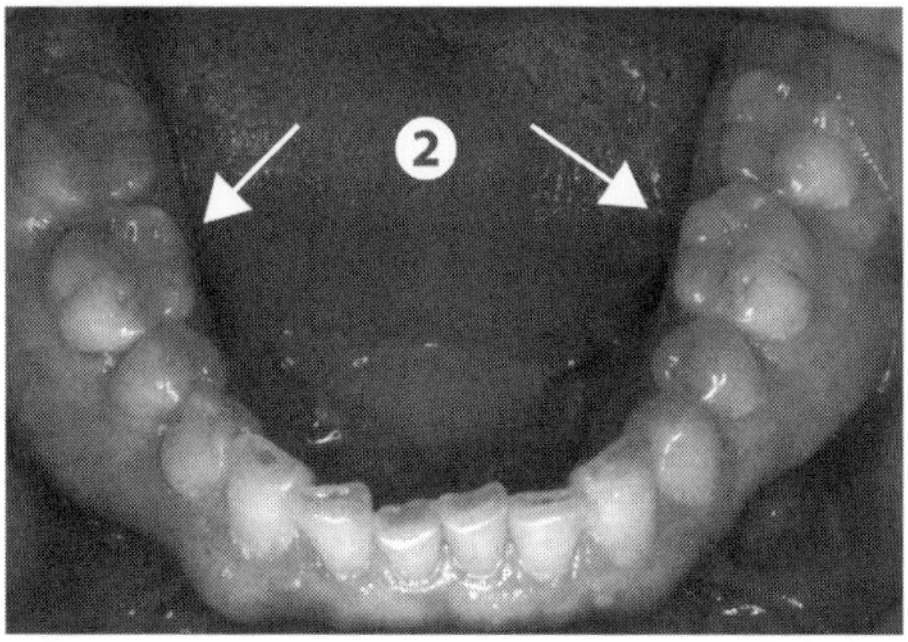

下あごは「症例1」よりは狭いが、十分な幅がある。

歯の鋭い尖りが多少あるが、歯が直立しているので、問題はない。

【アーチ・ポイント・ライン】

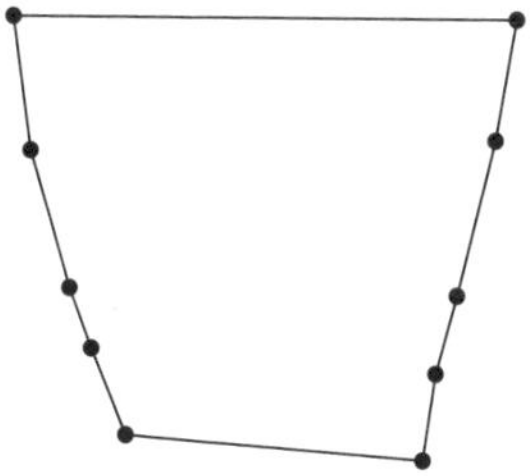

舌ストレス・咬合治療〈音声改善〉

○症例3　20代　女性　声優志望

【主分類】

チンパンジー・スケール

【歯の状態】

①歯が舌側に倒れている（舌側傾斜）
②歯に鋭い尖りがある（歯牙鋭縁）
③下の前歯に軽度のガタガタがある
④歯の歯列から外れて歯がある（列外歯）
⑤上の前歯が巨大歯である（巨大天然歯）
⑫上の左右の奥歯が外側に倒れ、頬の粘膜を刺している（上顎最後臼歯頬側傾斜）
⑬上の前歯が長いため、下の唇を刺している（リップストレス）

【主訴】

◆昔から滑舌が悪いと言われている
◆サ行、ラ行が特に言いづらい
◆言葉がこもる
◆息が漏れる
◆早口になるとうまく言えない
◆どこに行っても「治療が厳しい」と言われたが、テレビで自分と同じような人が良くなったのを見て、これだ！　と思った

CASE-3

上あご

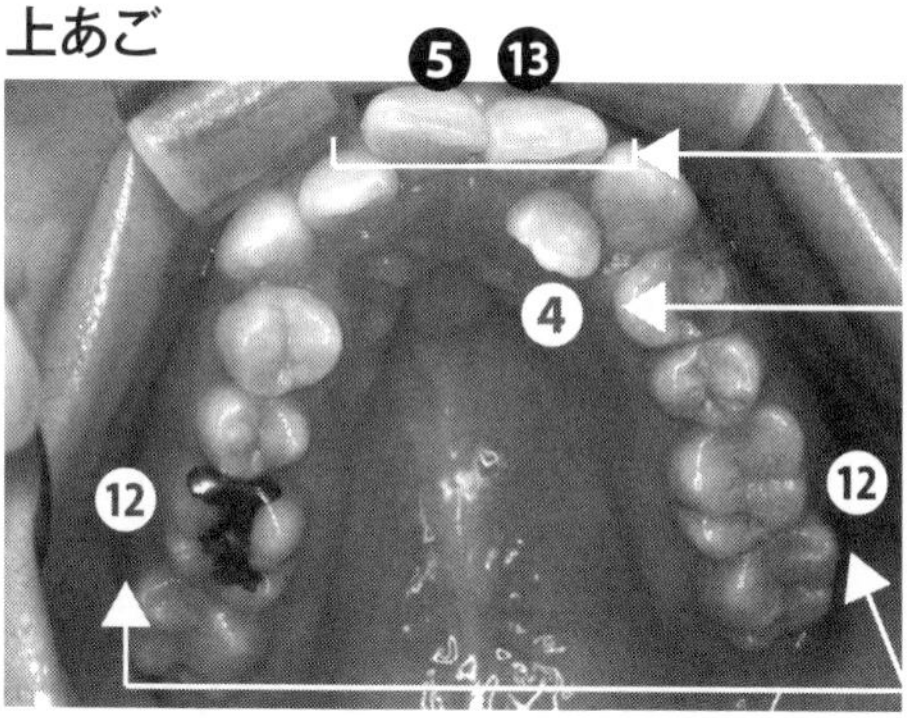

前歯2本が巨大で長く、唇粘膜を刺激している。

歯のアーチが小さいため、歯が歯列からはじき出されて生えている。（列外歯）

奥歯が頬側に倒れ頬粘膜を刺激。（頬粘膜ストレス）

下あご

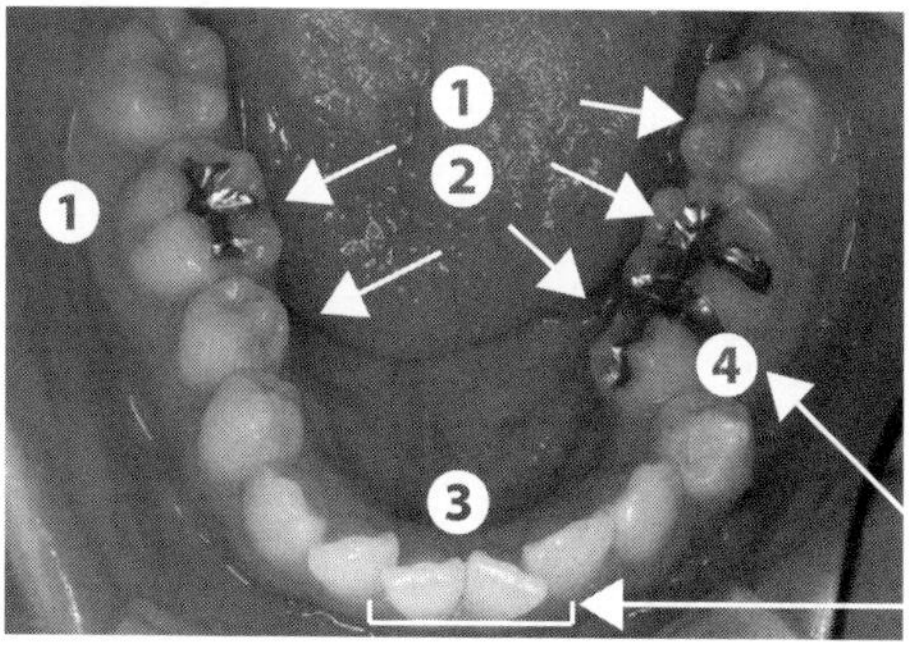

下顎奥歯はすべて舌側に倒れている。（舌側傾斜）

ほぼすべての歯が尖っている。（歯牙鋭縁）

列外歯

前歯がガタガタ。（叢生）

【アーチ・ポイント・ライン】

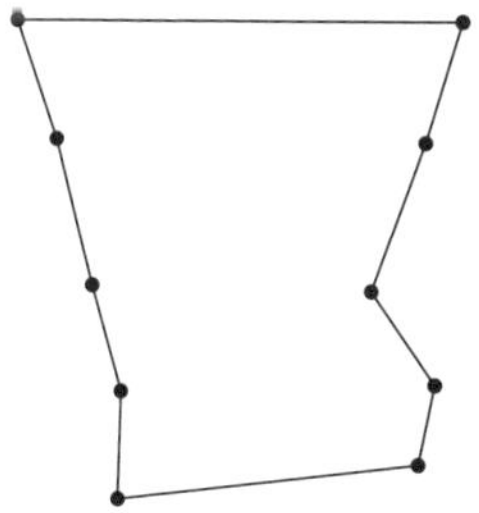

【特徴】
●前歯の裏に列外歯があり、サ行がうまく言えません。
●左の下に列外歯のように歯が大きく舌側に張り出していて、これが原因でタ行がうまく言えません。
●左右ともに、上あごの奥歯が頬に向かって大きく張り出しており、これが口を開けずらくしております。
●上の前歯も長く下唇を刺しています。
●全体に歯が鋭く尖っており、舌は極度の緊張を強いられています。
【治療】
●まず、上の歯の列外歯を抜歯して、舌が動いたときの緊張を除去しました。
●下の大きく張り出した歯は、神経を取り、正しい位置のかぶせものをつくりました。
●すべての歯が鋭く尖り、舌に歯の跡がクッキリとついていたため、歯を全体的に丸め、舌ストレスを軽減し、下の前歯のデコボコも少しだけ削って丸めました。
●頬に向かって張り出していた、上あごの奥歯を丸めて、頬粘膜ストレスを緩和しました。
●最後に、0・1～0・2㎜程度の咬み合わせ調整を行い、施術を終えました。

【治療後】

まず驚いたのが、重度の舌ストレスがあるにもかかわらず、体の不調が少ないのが気になりました。まだ20代にもかかわらず、中年男性と同じぐらいの鈍感力で生活していたのがわかります。治療後に一番感じたのは、「舌が楽になった」のと「声が楽に出せるようになった」こと。体調はもともとひどい訴えはなかったのですが耳鳴りが楽になったとのことです。

治療は主訴である、滑舌と音声に主眼を置き、主訴はすべて改善をして、治療を終えました。

〈治療後の患者さんのコメント〉

○一番感じるのは、舌が楽になったことです。
○口を開けるのが、楽になりました。
○声がすごく楽になって話しやすくなりました。
○前よりも早く話せるようになりました。
○発音がスムーズになりました。特に、〝d〟の発音が自然にできたように思います。

○症例4　20代　女性　声楽家

【主分類】

ドッグ・スケール

【歯の状態】

①歯が舌側に倒れている（舌側傾斜）
②歯に鋭い尖りがある（歯牙鋭縁）
③下の前歯に軽度のガタガタがある
⑤上の前歯が巨大歯である（巨大天然歯）
⑦上の前歯が回転している（上顎前歯のローテーション）
⑫上の左右の奥歯が外側に倒れ、頬の粘膜を刺している（上顎最後臼歯頬側傾斜）
⑬上の前歯が長いため、下の唇を刺している（リップストレス）

【主訴】

◆以前に顎関節症になったことがあり、マッサージをしないと口が開きにくい
◆首の裏側を抑えると痛い
◆肩から首にかけてが特にこるので、腕をまわしてマッサージをしている
◆背中もこっている
◆あごのこりが気になる
◆あごに力が入るとよく言われる
◆T、D、M、Nが発音しにくい

CASE-4

上あご

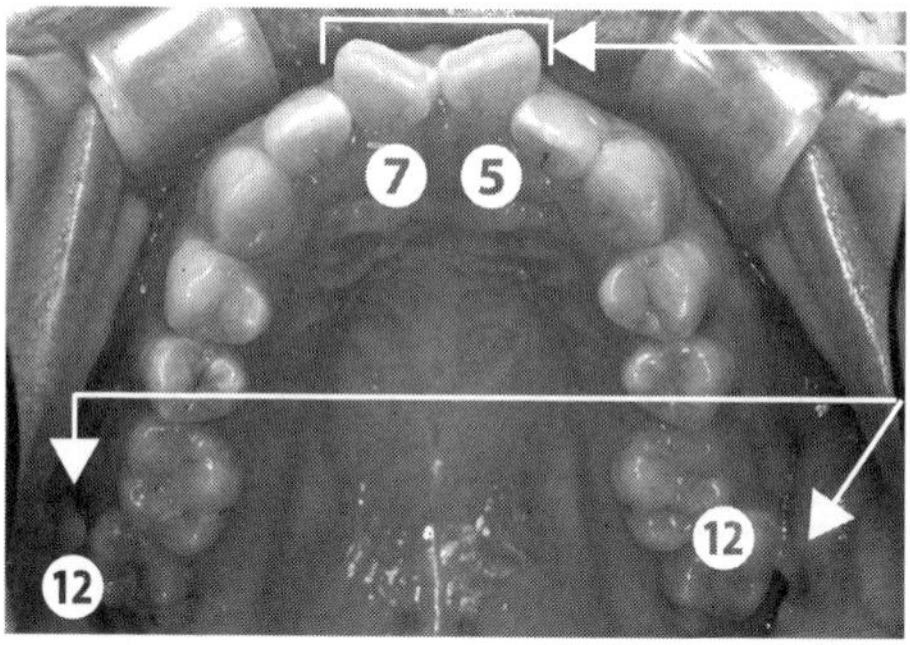

前歯が巨大天然歯で、なおかつ回転している。

一番奥の歯が頬側に倒れて頬粘膜を刺激している。

下あご

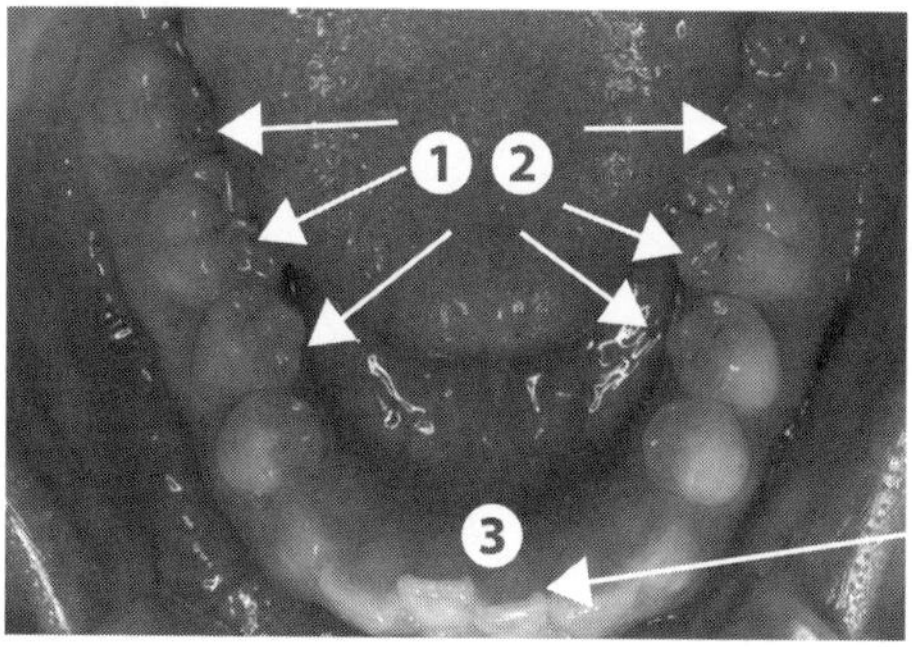

すべての歯が舌側に倒れ、なおかつ尖っている。
（舌側傾斜）
（歯牙鋭縁）

前歯がガタガタ。
（叢生）

【アーチ・ポイント・ライン】

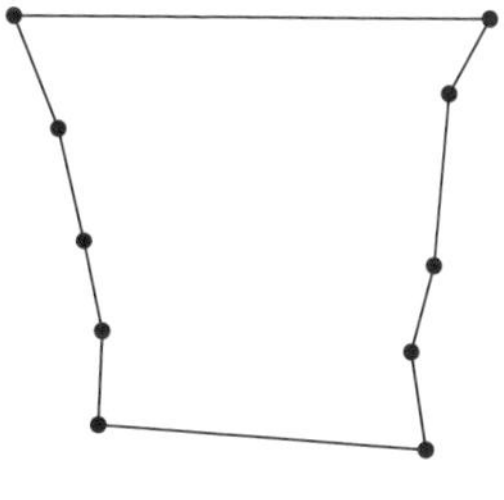

【特徴】

●下の奥歯が舌側に大きく倒れ込んでいて、舌を激しく刺激しています。

●上の一番奥の左右の歯（第二大臼歯）が大きく頬側に張り出していて、頬の面膜を刺激しています。口が大きく開かないのは、この両側の歯が原因です。

●左右ともに、下の真ん中あたりの歯に、鋭い突起があります。この歯はタ行の発音に対応しているため、これがタ行の発声を邪魔していると考えられます。

●上の前歯も大きく張り出していて、なおかつ回転しています。

【治療】

●まず、上あごは、口を開かなくしていた左右の第二臼歯の内側を少しだけ削りました。これで口を大きく開くことができるようになりました。

●また、前歯のローテーション部分を丸め、舌の緊張と唇の緊張を取り除きました。

●下あごは、舌に歯の跡がクッキリとついていたため、歯を全体的に丸め、舌ストレスを軽減し、下の前歯のデコボコも、少しだけ削って丸めました。

●全体的に歯が尖っていたため、すべての歯のギザギザも丸めました。

●最後に、0・1～0・2㎜程度の咬み合わせ調整を行い、施術を終えました。

【治療後】

この方が特に強く訴えておられたのは、歌うときに「口が大きく開かない」ということでした。声楽を学ぶ学生さんにとって、これは致命的なハンディです。他にも、「口を開きにくい、肩こり・首のこりがある」という体のつらさと、「子音が流れやすい」「特にT、D、M、Nがハッキリしない」という悩みがありました。1回目の治療後すぐに口が開きやすくなり、首、あごが楽になり、痛みもとれました。歌うときに発声もしやすくなりました。

2回目の治療後には、それも消えて、声も1回目よりさらによく出るようになり、発音もスムーズになっています。音声の周波数を計測して分析したところ、周波数帯が大きく変化し、声のハリ・伸びがよくなっていることが確認されました。発音のしにくさを感じていたT、D、M、Nが発音しやすくなった他、サ行も発音がしやすくなりました。

〈治療後の患者さんのコメント〉

○口を開けるのが楽です。
○あごの痛みはすっきりなくなりました。耳の下あたりを押しても痛みはありません。
○声がよく出るようになった気がします。
○発音がスムーズになりました。特に、〝d〟の発音が自然にできたように思います。

○症例5　30代　男性　会社員

【主分類】
チンパンジー・スケール

【歯の状態】
②歯が舌側に倒れている（舌側傾斜）
②ほぼすべての歯に鋭い尖りがある（歯牙鋭縁）
⑥前歯差し歯のカタチが悪い（上顎右上前歯、差し歯の舌側の形態不良）
⑨下に左右の親知らずがある（下顎両側智歯）
⑫上の左右の奥歯が外側に倒れ、頬の粘膜を刺している（上顎最後臼歯頬側傾斜）

【主訴】
◆口が開きにくく、話しやすくなりたい
◆舌がずっと緊張している
◆あごの関節が痛い
◆あごの関節が鳴る
◆歯ぎしりがひどい
◆サ行、タ行が言えない
◆しゃべりづらいのが、コンプレックス
◆肩こり・首のこりがある
◆背中の痛みがある

CASE-5

上あご

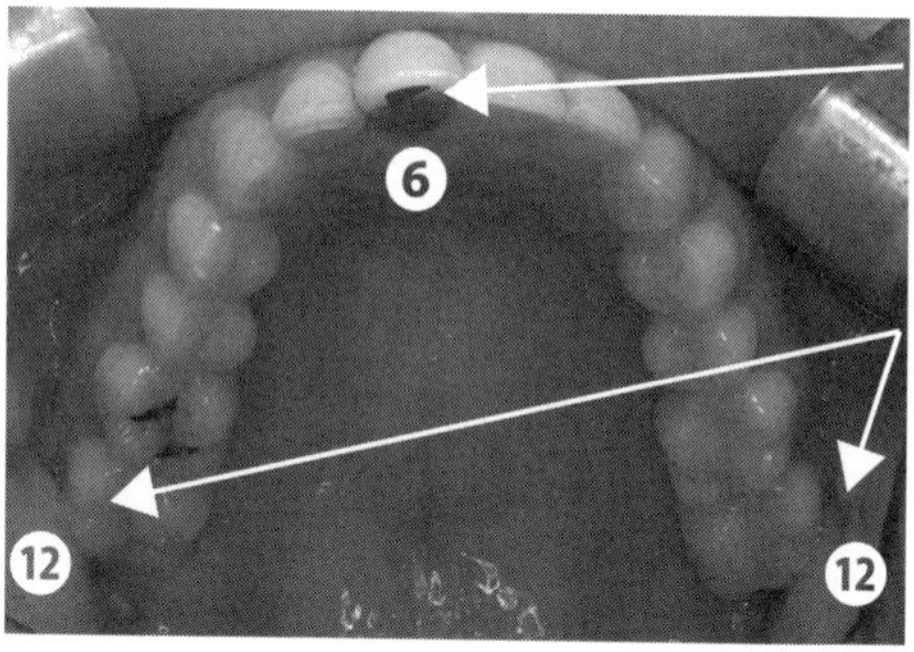

前歯の差し歯のカタチが悪い。

一番奥の歯が頬側に倒れて頬粘膜を刺激している。

下あご

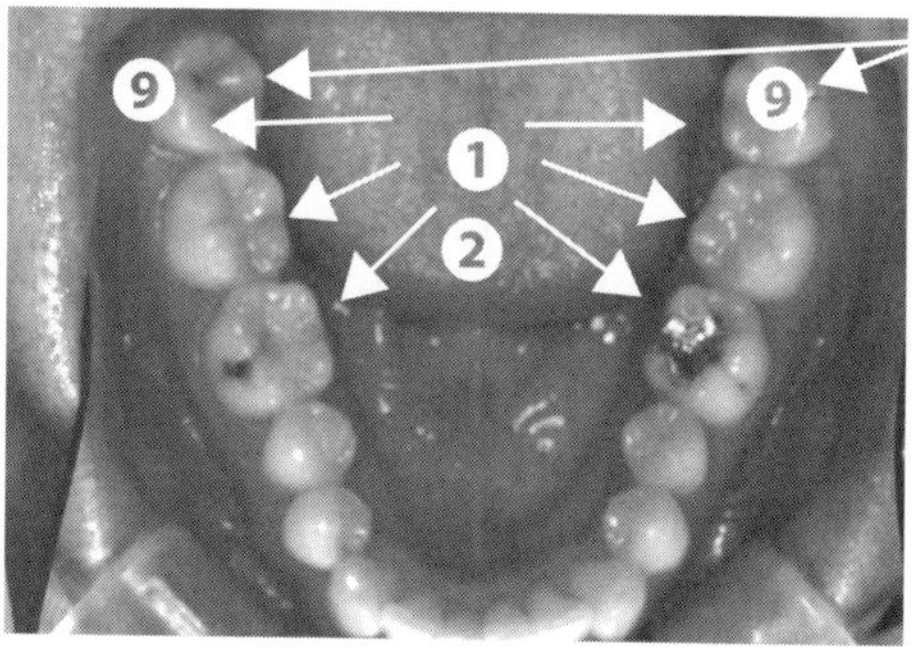

親知らず

すべての奥歯が舌側に倒れている。（舌側傾斜）
ほぼすべての歯が尖っている。（歯牙鋭縁）

【アーチ・ポイント・ライン】

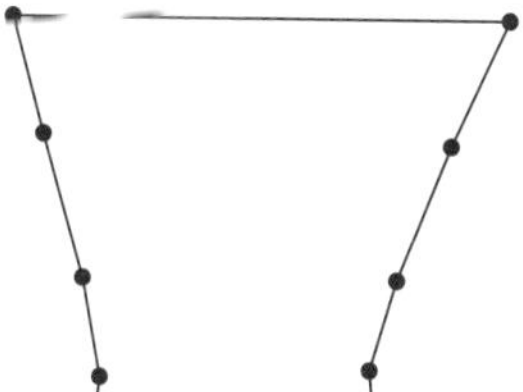

【特徴】

●現代人に多くみられる、とはいっても男性では13％しかいないチンパンジー・スケールです。舌の大きさに比べ、歯のアーチがだいぶ狭くなっており、舌が窮屈になっているのがわかります。

●下あごの奥歯は、親知らずですが、刺激のせいで、舌が大きくへこんでいます。

●前歯のかぶせものが壊れています。差し歯の裏側も出っ張っていて、サ行がうまく言えません。「シ」が「ヒ」になってしまい、全般に滑舌が悪くなっています。

●不定愁訴表には、1のあごの関節が痛いから11の歯ぎしりまで、ビッシリ◯がついており、顎関節症にもなっています。

●滑舌も全部◎で、よほど困っていたのだということがわかります。

【治療】

●まず、下の親知らずが特に舌ストレスを与えていたので、すべて抜歯しました。

●次に、下の奥歯の舌側傾斜部分を丸めました。

●前歯の差し歯は、予算の関係でつくり直しはせず、丁寧に丸めました。

●上の奥歯が外側に張り出し、その刺激で口が開かなかったため、それを丸め、口の開きをよくしました。

●最後に、0・1㎜の咬み合わせ調整を行い、施術を終了しました。

【治療後】

1回目の治療で、あごの痛み、偏頭痛、歯ぎしりなどはきれいになくなりました。口の開きもかなりよくなりましたが、左あごの関節は逆に鳴るようになりました。

2週間後の2回目の来院時、初診時よりは声の伸び、言葉のこもりは軽減されていましたが、サ行の発音はまだしにくい状況でした。また、特に左側のあごの症状が強く出ていて、その軽減を目的に治療を行いました。

3回目の来院時には、滑舌、発音に関してはまだ違和感がありましたが、3回目の治療終了時には、あごの関節の鳴り、口・頬の筋肉のこり、肩こりはすべてなくなりました。

〈治療後の患者さんのコメント〉

○1回目でタ行が言えるようになり、2回目、3回目でサ行も言えるようになりました。とても楽になりました。

○首のこりが楽になった。口、頬の筋肉のこりもなくなりました。

○症例6　40代　男性　会社員

【主訴】

◆滑舌が悪く、ここ1年ほどでさらにひどくなっている
◆首の後ろのこりもひどい
◆サ行、タ行が言いにくい
◆とにかく話しやすくなりたい
◆矯正の相談もしたい
◆下の狭いところの歯が、話すと当たって話しづらい

【主分類】

チンパンジー・スケール

【歯の状態】

①歯が舌側に倒れている（舌側傾斜）
②歯に鋭い尖りがある（歯牙鋭縁）
③上下の前歯に重度のガタガタがある（上下顎前歯の叢生）
⑨下あごに左右の親知らず（下顎両側智歯）
⑫上の左右の奥歯が外側に倒れ、頬の粘膜を刺している（上顎最後臼歯頬側傾斜）
⑭前歯が強く当たり、奥歯があまり当たっていない（咬合ストレス）

CASE-6

上あご

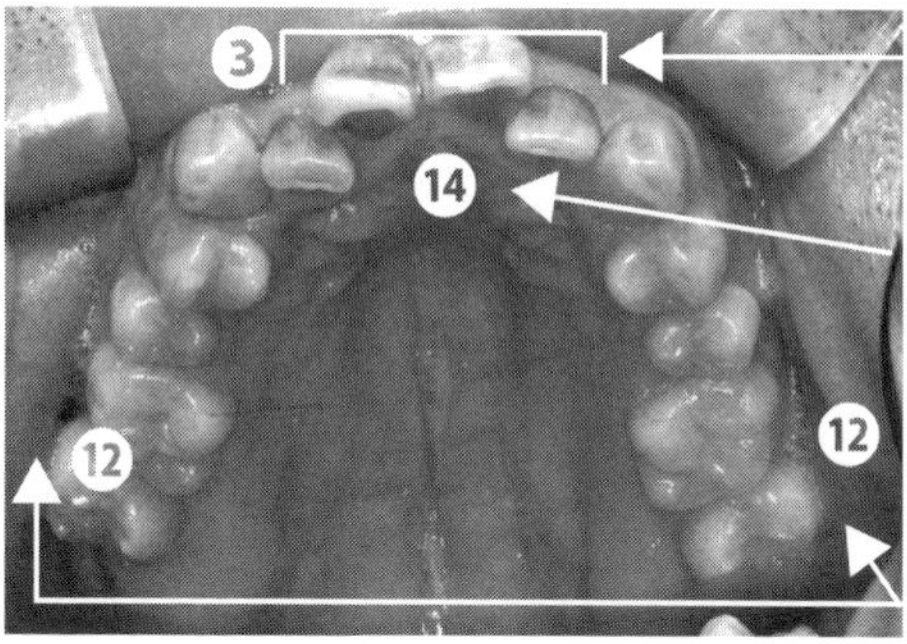

前歯が重度のガタガタ。
（叢生）

上下の歯を咬み合わせると、奥歯ではなく前歯が当たってしまう。
（前歯咬合ストレス）

一番奥の歯が頬側に倒れて頬粘膜を刺激している。

下あご

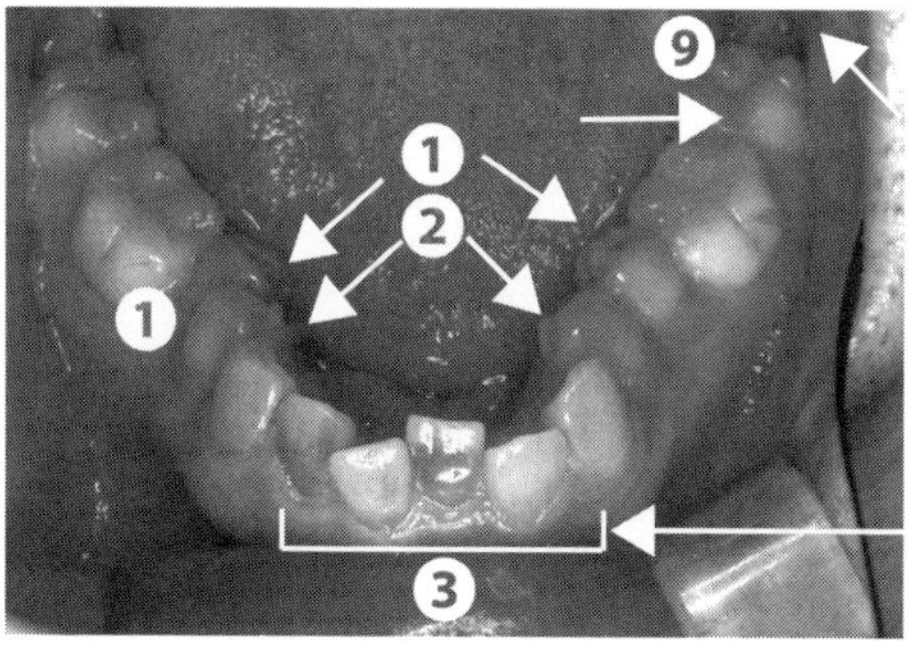

親知らず

前歯がガタガタ。
（叢生）

【アーチ・ポイント・ライン】

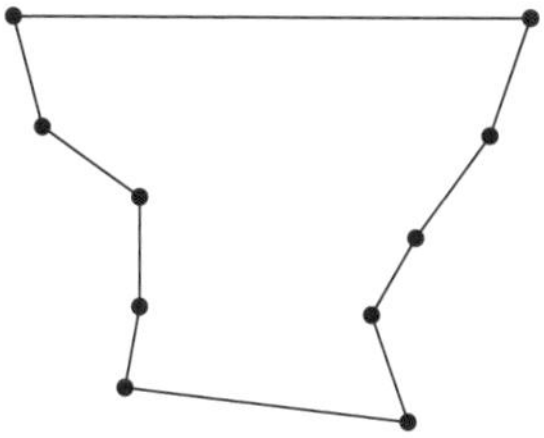

【特徴】

●アーチの狭いチンパンジー・スケールである上、反対咬合になっています。そのために、前歯が強く当たり、奥歯があまり噛めていません。いわゆる重度の舌ストレス＋咬み合わせ不良の状態です。

●上下あごともに、前歯はかなりガタガタで（重度の叢生・乱ぐい歯）、さらに歯が大きく舌側に張り出しています。この結果、歯のアーチは狭窄し、舌にとってはたまらない状況と言えます。

●その結果、舌は重度の舌ストレスに冒され、舌がんになりやすい口の状況と言えます。

【治療】

●かなり重度のチンパンジー・スケールのため、100点満点の改善は難しいことを治療前にしっかりとご説明し、ご了承いただいてから、治療を始めました。

●本来であれば、神経を抜いて、かぶせもので歯の角度を変えたほうがよい症例でしたが、患者さんの希望もあり、痛みが出ない範囲で尖りを丸める治療方針としました。

●下の奥歯の5㎜くらい舌側に飛び出ていた部分を、1㎜程度丸めました。

●上下の前歯のガタガタの段差もできるだけ丸め、頬に向かって倒れ込んでいた上あごの奥歯の尖りをすべて丸め、頬粘膜ストレスを軽減しました。
●最後に、0・1㎜程度の咬み合わせ調整を行い、終了しました。
●これらの治療を、3回にわたって施術しました。

【治療後】


1回目の治療で、顎関節のクリック音がなくなり、首、肩のこりも楽になっています。

3回目の来院時には、これらはすべて改善しており、こりの戻りもありませんでした。

滑舌については、1回目では実感があまりなかったようですが、回数を重ねるごとに、徐々に効果が現れ、サ行、タ行を発音するときの緊張感が弱まり、スムーズに話せるようになりました。カ行の発音の際のひっかかりもなくなりました。

このケースでは、あごが極めて狭いため、後戻りが早いことが予測されます。少なくとも、1年に1回以上の、後戻り調整が必要になると思います。


〈治療後の患者さんのコメント〉
○顎関節が鳴る感じがなくなりました。
○偏頭痛がなくなり、首の後ろが張る感じが弱くなりました。
○サ行、タ行がかなりスムーズに！

○症例7　10代　女性　声楽科学生

【主訴】

◆首の痛み、肩こりがある
◆あごを開けると痛い
◆滑舌も悪く、特にサ行、カ行、タ行が言いにくい
◆偏頭痛が最近多い
◆歯ぎしりをしているらしい

【主分類】

ドックよりのヒューマン・スケール

【歯の状態】

①下あごのすべての歯が舌側に倒れている（舌側傾斜）
②ほぼすべての歯に鋭い尖りがある（歯牙鋭縁）
③下の前歯に重度のガタガタがある（下顎前歯の叢生）
⑤上の前歯が巨大歯である（巨大天然歯）
⑫上の左の奥歯が外側に倒れ、頬の粘膜を刺している（上顎最後臼歯頬側傾斜）

CASE-7

上あご

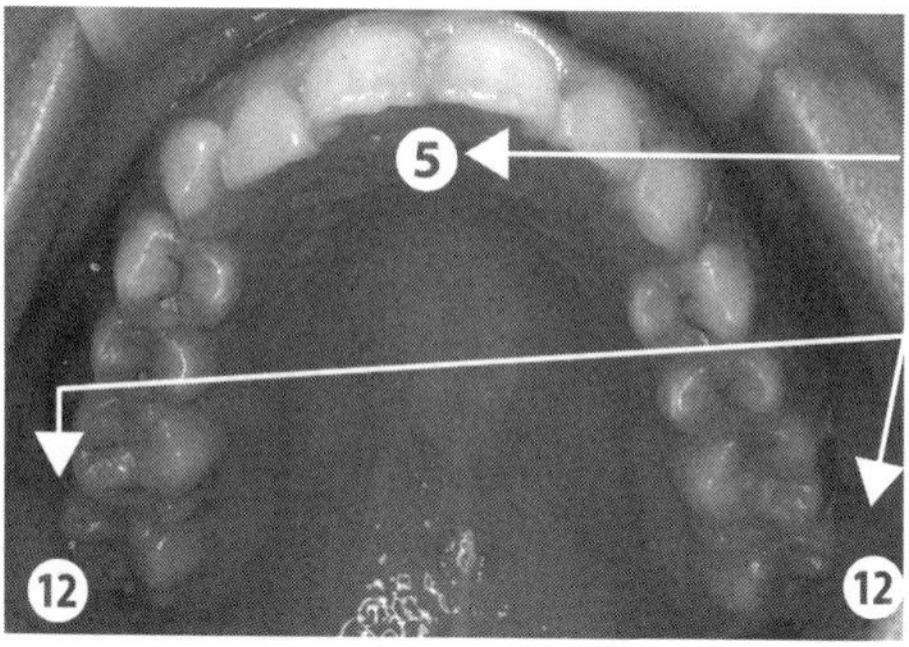

前歯が巨大。
（巨大天然歯）

一番奥の歯が頬側に倒れて頬粘膜を刺激している。

下あご

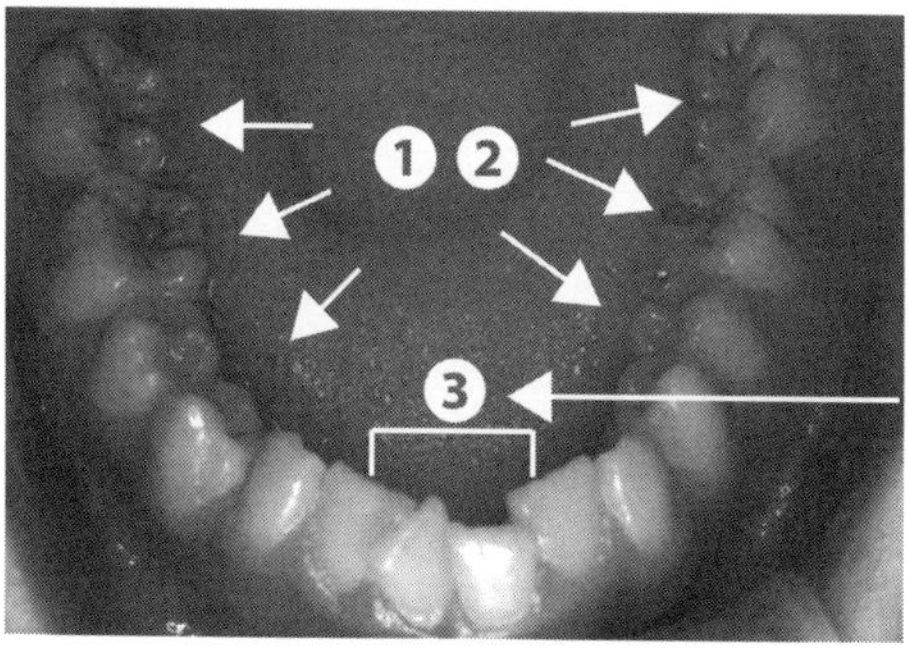

すべての歯が舌側に倒れ、なおかつ尖っている。
（舌側傾斜）
（歯牙鋭縁）

前歯がガタガタ。
（叢生）

【アーチ・ポイント・ライン】

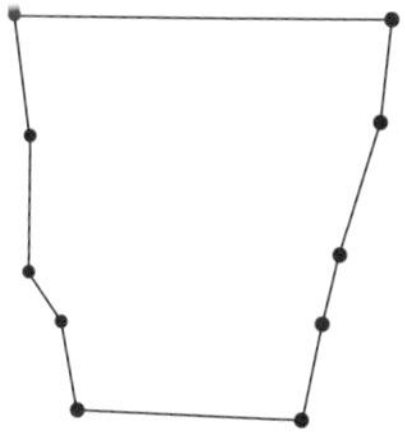

【特徴】

●アーチの広さはそれなりにあり、一見よさそうにみえます。

●ところが、歯が全体的に舌側へ倒れこんでおり、舌の全周にわたって強い刺激を与えています。そのため、舌の逃げ場がありません。

●一番舌がんになりやすいタイプです。

上の左の奥歯は、頬に向かって張り出しており、左側の口が開きにくいのは、これが原因です。

下の前歯もガタガタで、これがサ行を言いづらくしています。

【治療】

●1回目の治療では、舌側に倒れ込んで尖っている部分（鋭縁）を、徹底的にすべて丸めました。

また、上の奥歯も丸め、頬粘膜ストレスを軽減しました。

●2回目の治療で、まだ舌が当たってつらそうな部分を薄く削り、全体をスムーズに整えました。

●最後に咬み合わせの調整を行って終了しました。

CASE-7

【治療後】

10代であるにもかかわらず、治療前は、中高年かと思うほど、不定愁訴表のほとんどに印が付いている状況でしたが、1回目の治療で、口が非常に開きやすくなり、治療後すぐに、口や頬の筋肉のこりや背中の痛みが軽減されました。

発声に関わる症状についても、声が明るくなり、ご本人もかなり楽に発声できるようになったと感じたようです。

ただ、この時点ではまだ口の左側が開きにくく、顎関節のクリック音もしていました。しかし、8カ月後、2回目の治療で口の開きはよくなり、顎関節のクリック音もしなくなりました。

首や肩のこりは、右側だけ感じていましたが、治療後は、とても軽く楽になっていました。最終的に、滑舌も治療前より楽になり、しゃべりやすくなりました。

〈治療後の患者さんのコメント〉

○高い音のとき口がつらくなっていたのが、すごく楽になりました。

○滑舌が楽になり、声も明るくなった気がします。

○口や頬のこり、背中の痛みがなくなりました。

あとがき

この本を手に取っていただき、ありがとうございました。

今から約20年ほど前、毎日の診療で〝咬み合わせ治療〟にもがき悩みつつ邁進していた私が、〝舌ストレス〟の存在に気づけたことは、歯科医師としての人生の中で、もっとも幸運なことのひとつだと思っています。

思い返してみれば、私の歯科医師人生は、患者さんに引っ張ってもらった、と言っても過言ではありません。咬み合わせ治療に目覚めたのも、舌ストレスに目覚めたのも、さまざまな不定愁訴を抱える患者さんの訴えの中にこそ、ヒントがありました。

私たちの口の中では、知らないうちに現代病が進行していたのです。

そのことを確信して以来、歯・舌・全身の健康の関係を研究するとともに、舌ストレスに起因するさまざまな不定愁訴を「舌ストレス症候群」と命名し、「舌ストレス・咬合治療」を行ってまいりました。

首や肩のこり、腰痛、慢性疲労をはじめとするいわゆる〝不定愁訴〟は、即、命にかかわるものではありません。しかし、長年苦しめられている患者さんにとっては、日常生活の質を著しく低下させる、非常につらい不調です。特に、現在のような超高齢社会においては、こうした不定愁訴の改善こそが、今後ますます、健康長寿を願うすべての現代人にとっての大きな共通課題のひとつとなっていくでしょう。

しかしながら、舌ストレスあるいは口腔ストレスという視点を持ち、歯科医が介入することで、この課題のかなりの部分を解決することができるのです。

この事実を、一刻も早く、より多くの方にお伝えしたい。

そのためにも、まずは関連する臨床データを蓄積し、「舌ストレス症候群」という現代病の存在を明らかにし、「舌ストレス・咬合治療」を科学的な根拠に基づく医療として世に送り出すことこそが、私の歯科医としてのライフワークであり、使命だと考えております。

また、今もなお歯科の世界には〝舌〟という視点がほとんどありませんが、今後はすべての歯科医師が「舌」に着目していただきたい。そして、舌ストレスを中心とした口腔ストレスに注目した治療を行っていただければ、それこそが、歯科医学の未来を大きく拓くことにつながると確信しております。

本書を通して私の経験と研究成果を発信させていただくことで、その一助となればと心から願ってやみません。

最後になってしまいましたが、本書にご協力をいただいた方々に、スペシャルサンクスを。

順不同で、荒木勤先生、田崎雅和先生、阿部伸一先生、渋川義幸先生、岩谷洋昌さん、磐﨑文彰さん、能登光悦さん、特に今回は苦しい思いを分かち合ってくれた城所知子さん、安藤歯科クリニックのスタッフのみんな、家族のみんな、友のみんな、深く深く感謝!!

本当にありがとうございました。

２０１８年12月吉日

医療法人社団健幸会安藤歯科クリニック　安藤正之

参考文献

・奥田克爾，石原和幸，加藤哲男著「最新口腔微生物学」一世出版，2009.

・奥田克爾著「史上最大の暗殺集団デンタルプラーク」医歯薬出版， 2016.

・奥田克爾編集「オーラルヘルスと全身の健康 (改訂版)」P&G 株式会社，2011.

・森本俊文他著「基礎歯科生理学」医歯薬出版，2014.

・山根源之編集主幹「口腔内科学 - 味覚検査 -」永末書店，146-151，2016.

・Totora GJ. 他著「トートラ人体解剖生理学」丸善出版，2016.

・東京都学校歯科医会編「味覚とおいしさの科学〜和の味を子供たちに伝えるために〜」，2014.

・阿部伸一著「摂食嚥下の機能解剖」医歯薬出版，2014.

・金子丑之助著「日本人体解剖学」南山堂，1999.

・酒井建雄，岡田隆夫著「専門基礎解剖生理学」医学書院，2009.

・Ishihara K., et al.: Correlation between detection rates of periodontopathic bacterial DNA in carotid coronary stenotic artery plaque and in dental plaque samples. Journal of Clinical Microbiology, 42(3): 1313–1315, 2004.

・日本顎咬合学会編「咬み合わせが人生を変える」小学館，2013.

・馬場悠男，金澤英作著「顔を科学する」ニュートンプレス，1999.

・上田 実著「咬むことと脳の動き」デンタルフォーラム，2000.

・金澤英作他編著「歯科に役立つ人類学」わかば出版，2010.

・原島 博，馬場悠男著「人の顔を変えたのは何か」河出書房新社，1996.

・金澤英作著 [日本人の歯とそのルーツ]　わかば出版，2011.

・中原 泉著「歯の人類学」医歯薬出版，2003.

・井上昌幸他監修「GP のための金属アレルギー」デンタルダイヤモンド社，2003.

・棚橋健二他，“歯科矯正手術による音声変化の母音フォルマントに注目した客観的評価法，音講論，pp.335-336，1998.

・安藤正遵他，“咬み合わせ治療の発声への影響”，音講論集，3-P-9，2009.

・安藤正之著「人は口から死んでいく」自由国民社，2018

原因不明《げんいんふめい》の体《からだ》の不調《ふちょう》は
「舌《した》ストレス」だった
咬《か》み合《あ》わせ治療《ちりょう》の名医《めいい》が語《かた》る「舌《した》」と「歯《は》」と「健康《けんこう》」

著者　安藤正之《あんどうまさゆき》
2019年1月11日　初版発行

発行者　磐﨑文彰
発行所　株式会社かざひの文庫
〒110-0002　東京都台東区上野桜木2-16-21
電話／FAX 03(6322)3231
e-mail:company@kazahinobunko.com　http://www.kazahinobunko.com
発売元　太陽出版
〒113-0033　東京都文京区本郷4-1-14
電話03(3814)0471　FAX03(3814)2366
e-mail:info@taiyoshuppan.net　http://www.taiyoshuppan.net
印刷・製本　シナノパブリッシングプレス
編集協力　城所知子
カバーイラスト　センガジン
本文イラスト　小林ラン、株式会社コヨミイ
装丁　重原　隆
DTP　KM FACTORY

ISBN978-4-88469-954-3

現代人の舌ストレス分類

~「あごの形」3パターン×「歯の状態」10パターン~

あなたはどのタイプ？

舌ストレス ＝ 「あごの形」は？ × 「歯の状態」は？

「あごの形」は？

- A ヒューマン・スケール（人間型）
- B ドッグ・スケール（犬型）
- C チンパンジー・スケール（猿型）

「歯の状態」は？

1. 「舌側傾斜」歯が舌側に倒れ込む
2. 「歯牙鋭縁」歯の角が鋭い
3. 「叢生」歯並びがガタガタ
4. 「列外歯」歯列からはじき出された歯
5. 「巨大天然歯」歯が異様に大きい
6. 「巨大あるいは不良な補綴物」大きすぎる不良なかぶせもの
7. 「前歯回転」前歯のローテーション
8. 「歯の欠け・喪失」重度の虫歯による
9. 「親知らず」
10. 「すべての入れ歯による舌刺激」

その他の口腔ストレス

11. 巨大舌
12. 頬粘膜ストレス
13. リップストレス
14. 咬合ストレス

舌は、「あごの形」や「歯の状態」に多大な影響を受けています。ここでは現代人の典型的な「あごの形」の基本３パターンと、「歯の状態」10パターン、その他の口腔ストレス４パターンをご紹介します。鏡を見ながら、あなたのお口の中をチェックしてみてください。

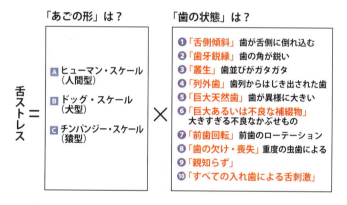

現代人の「あごの形」3パターン

A ヒューマン・スケール　Human scale（人間型アーチ）

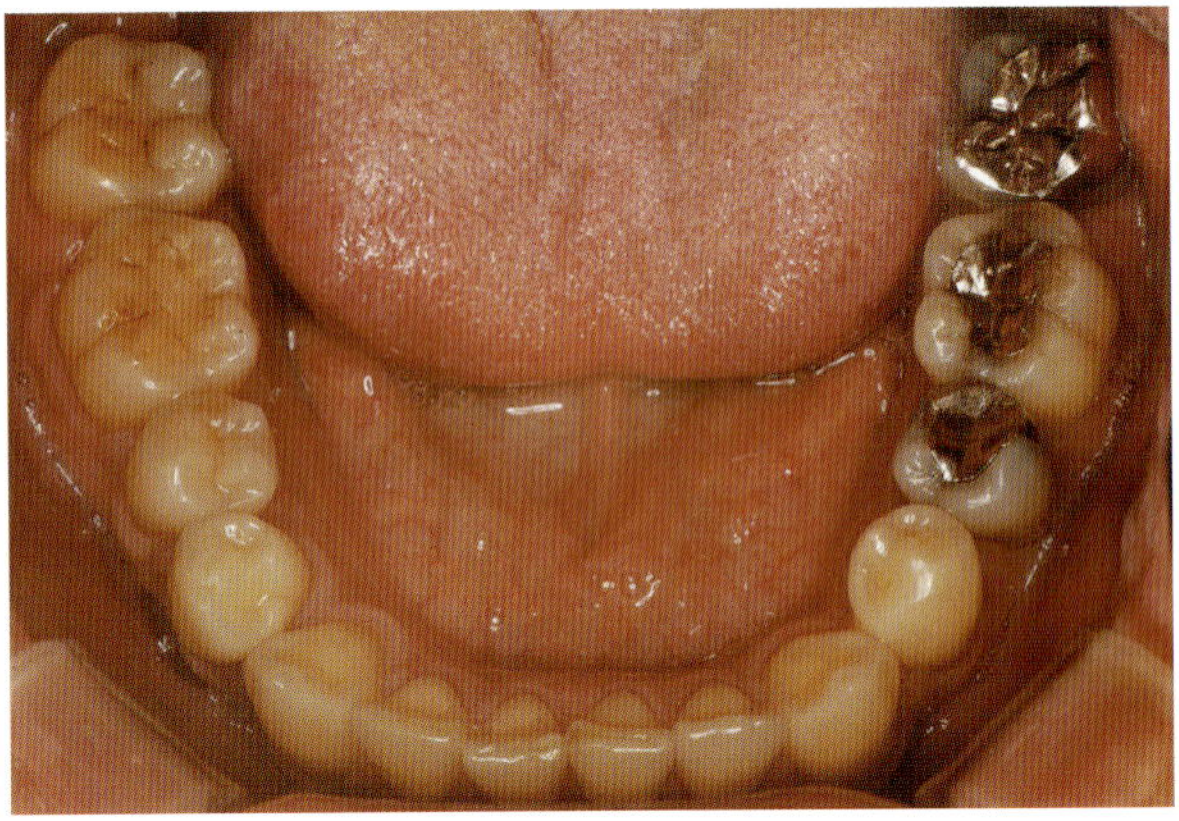

●現代人の約 7.1%

●平均面積：約 12.23㎠

【アーチ・ポイント・ライン】

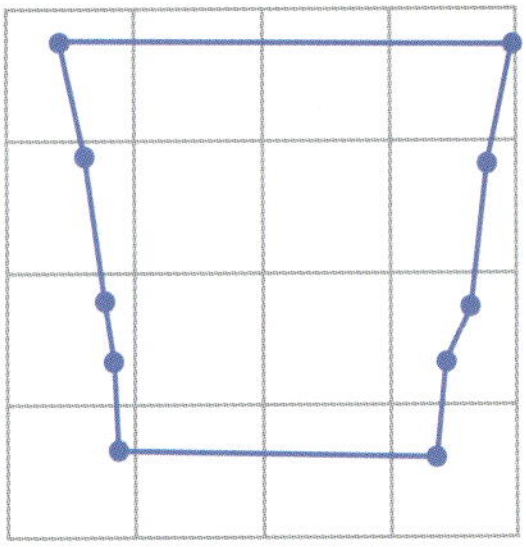

ヒューマン・スケールは、現代人に一番少ないタイプ。主に 70 代以上の男性や、子供の頃からよく噛んで食べてきた人に多くみられます。舌のアーチは幅の広い四角形。歯もしっかりと立ち上がって直立しているため、舌がゆったりリラックスすることができます。このアーチを持つ方は、不定愁訴表を見ても、不調がほとんどみられません。ただし、咬み合わせが悪い場合は、舌のスペースが十分にあっても不調が出てきます。

B ドッグ・スケール　Dog scale（犬型アーチ）

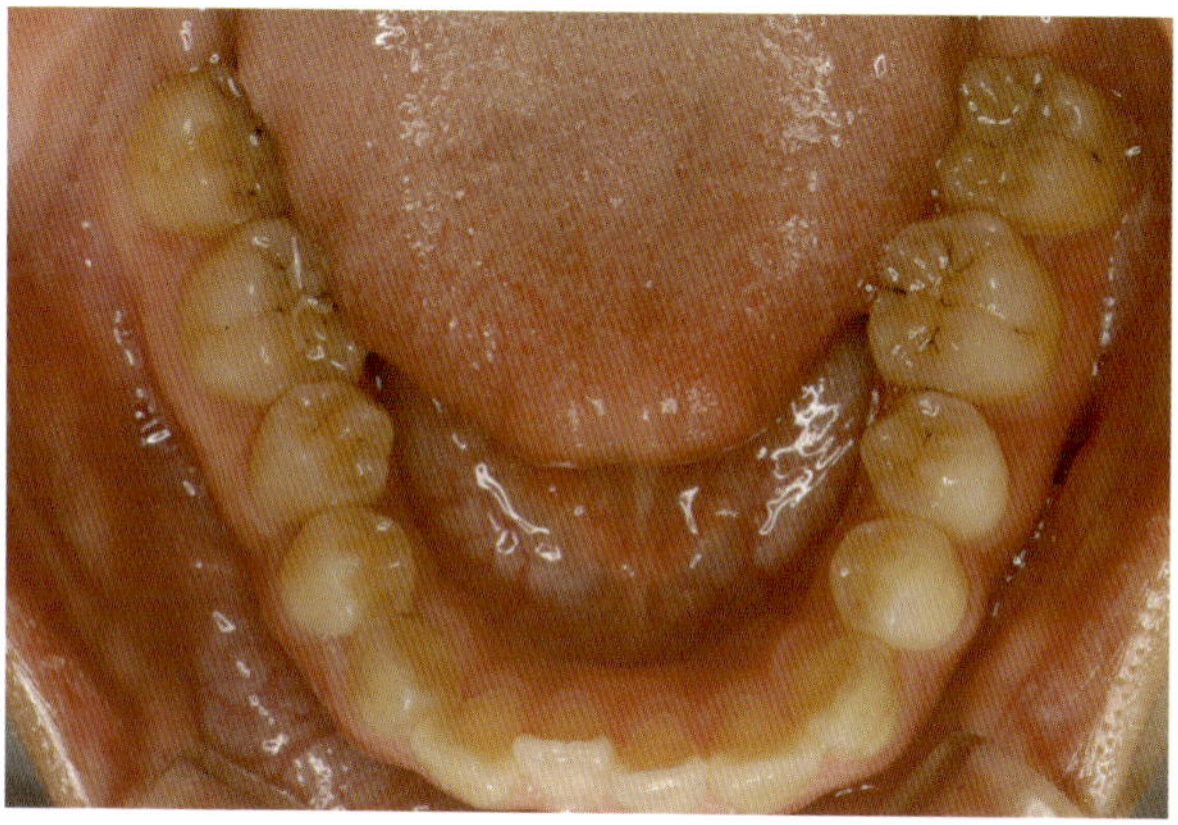

【アーチ・ポイント・ライン】

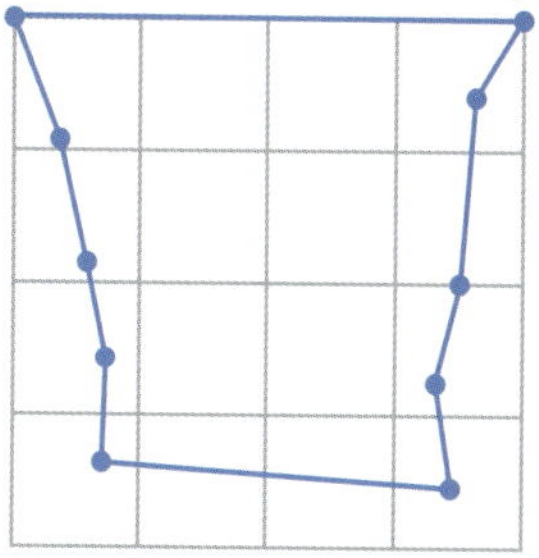

- 現代人の約 68.2%
- 平均面積：約 11.47㎠

ドッグ・スケールは、現代人に一番多いタイプです。奥歯の位置はヒューマン・スケールと同じくらい離れていますが、前方に行くにしたがってアーチが狭まっていて、アーチ・ポイントラインはややV字型の台形となっています。あまり噛まないため、歯が舌側に倒れこんでいるケースが多く、舌に歯型がつきやすくなります。その結果、舌は窮屈な状態で、いつも緊張しています。

C チンパンジー・スケール Chimpanzee scale（猿型アーチ）

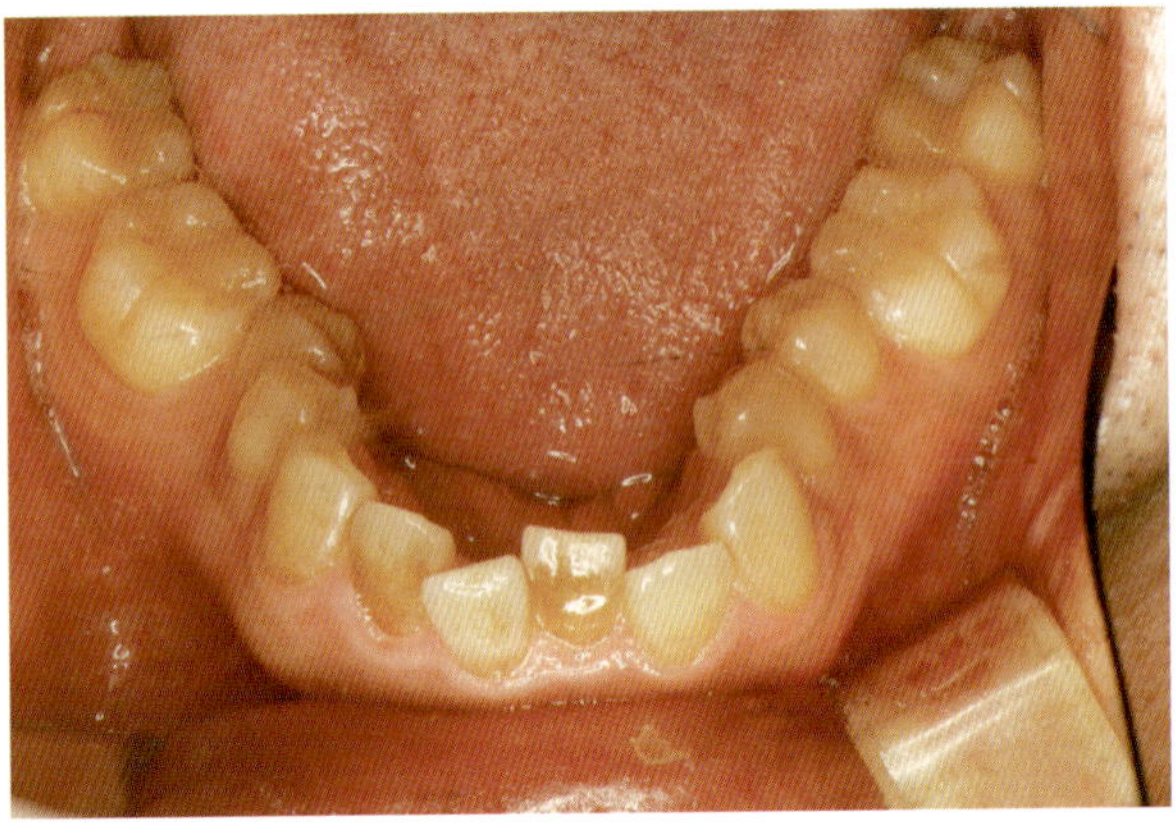

【アーチ・ポイント・ライン】

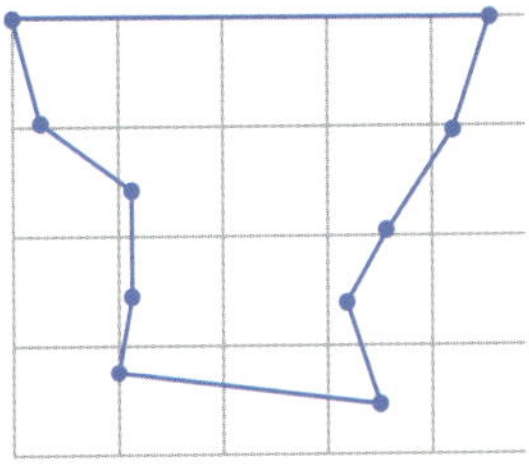

- 現代人の約 24.7%
- 平均面積：約 10.51㎠

チンパンジー・スケールは、やわらかい食べ物ばかり食べてきた若い世代に多いタイプ。あごが十分に発達しなかった結果、あごのアーチがさらに狭窄したＶ字型になっていて、奥歯が舌側に倒れこんでいます。また、歯が生えるスペースが十分にないため、歯並びもよくありません。舌は常に強いストレスを受けているため、舌がんになる可能性も高くなります。また、肉体的・精神的な影響も大きく、顎関節症や肩・首のこりの他、イライラや抑うつなどさまざまな不定愁訴を抱えてしまいがちです。

❶ 歯が舌側に倒れこむ
「舌側傾斜（ぜっそくけいしゃ）」

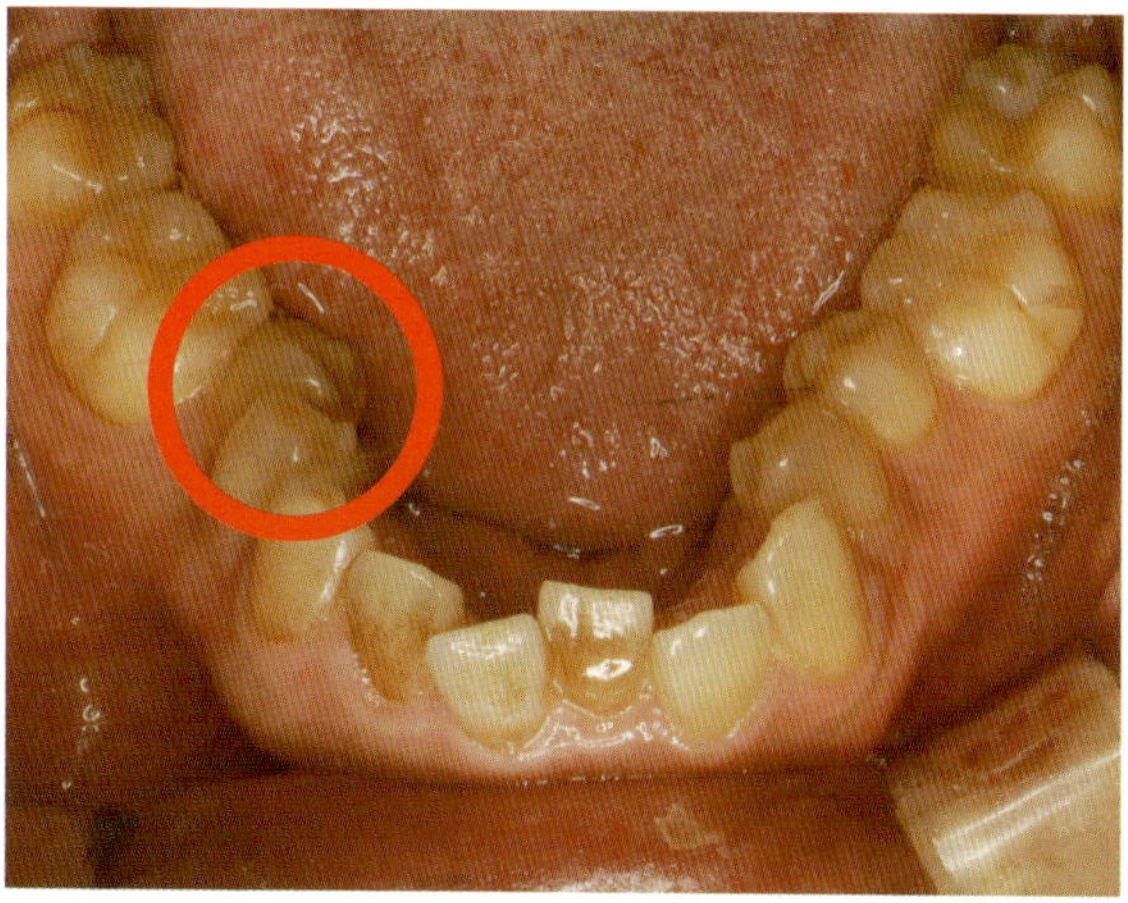

歯の不調和の中で一番問題なのが、この「舌側傾斜」です。その名の通り、歯が舌側に倒れこんできている状態のことをいいます。
舌側傾斜の原因は、やはり噛む回数が少なくなったからで、あとに出てくる“歯牙鋭縁”とのセットが、現代人の特徴でもあり、舌を悩ませる原因となっております。チンパンジー・スケールに舌側傾斜がプラスされたケースが、もっとも舌がんになりやすいケースだと言っていいでしょう。前述したように、たとえヒューマン・スケールの広さがあったとしても、舌側傾斜があると、体に不調が出やすくなります。

❷ 歯の角が鋭い
「歯牙鋭縁（しがえいえん）」

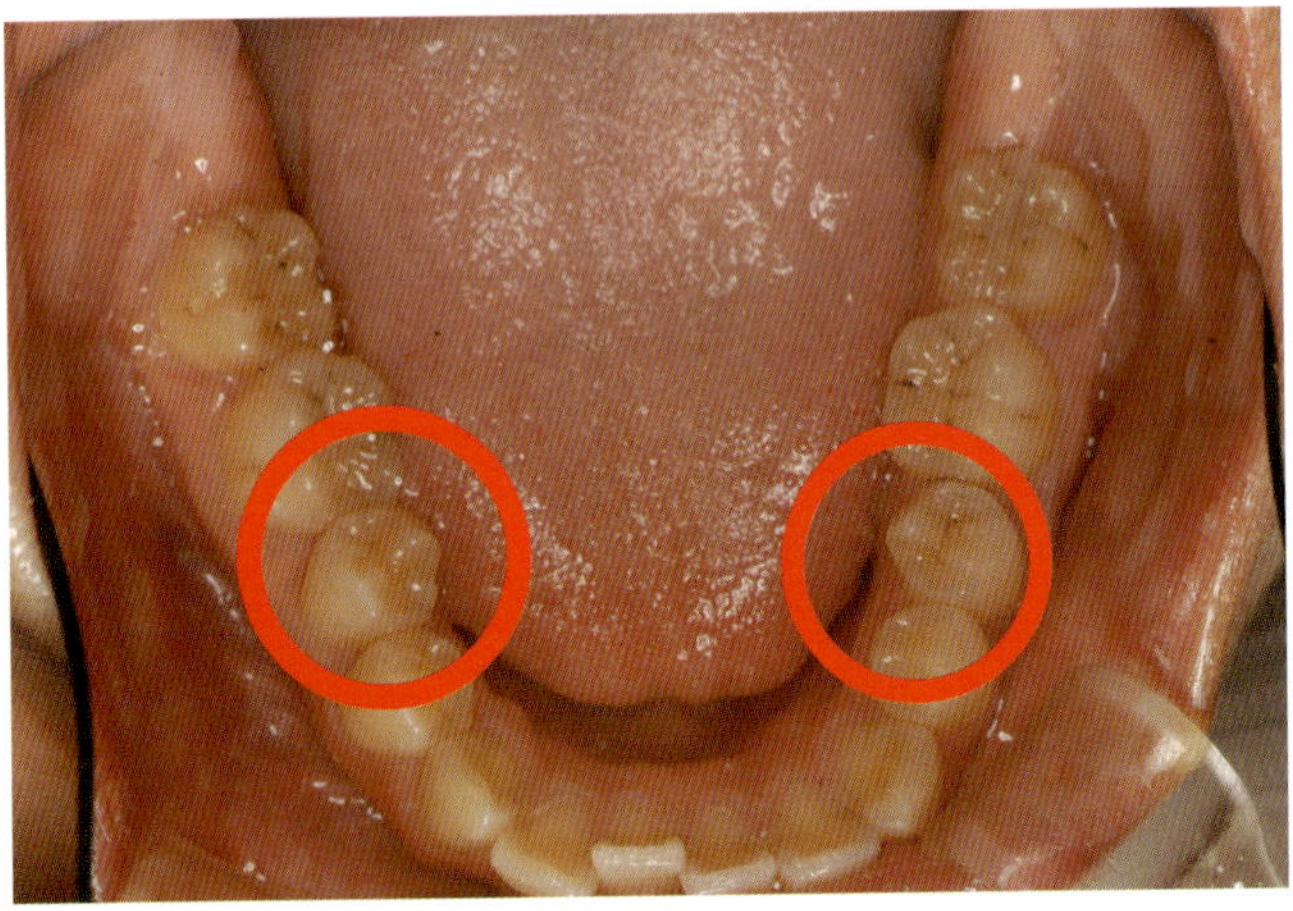

歯が摩耗されず、尖ったままの状態のことを「歯牙鋭縁」といいます。指で触っても切れそうな、刃物のような鋭縁もあります。その主な原因は2つ。

❶咀嚼回数が少ないために、歯が摩耗されない
❷軟食のため歯と歯が直接当たり、ヤスリのように研ぎ合う

特に歯ぎしり（ブラキシズム）・食いしばり（クレンチング）の習慣がある人は、❷がさらに顕著になります。ストレス時代と言われる現代では、歯ぎしり・食いしばりは決して他人事ではありません。その結果できた、歯の鋭い尖りが舌を傷つけ、あごの位置をずらし、さらに咬み合わせを悪くする、という悪循環が生まれます。

③ 歯並びがガタガタの「叢生（そうせい）」

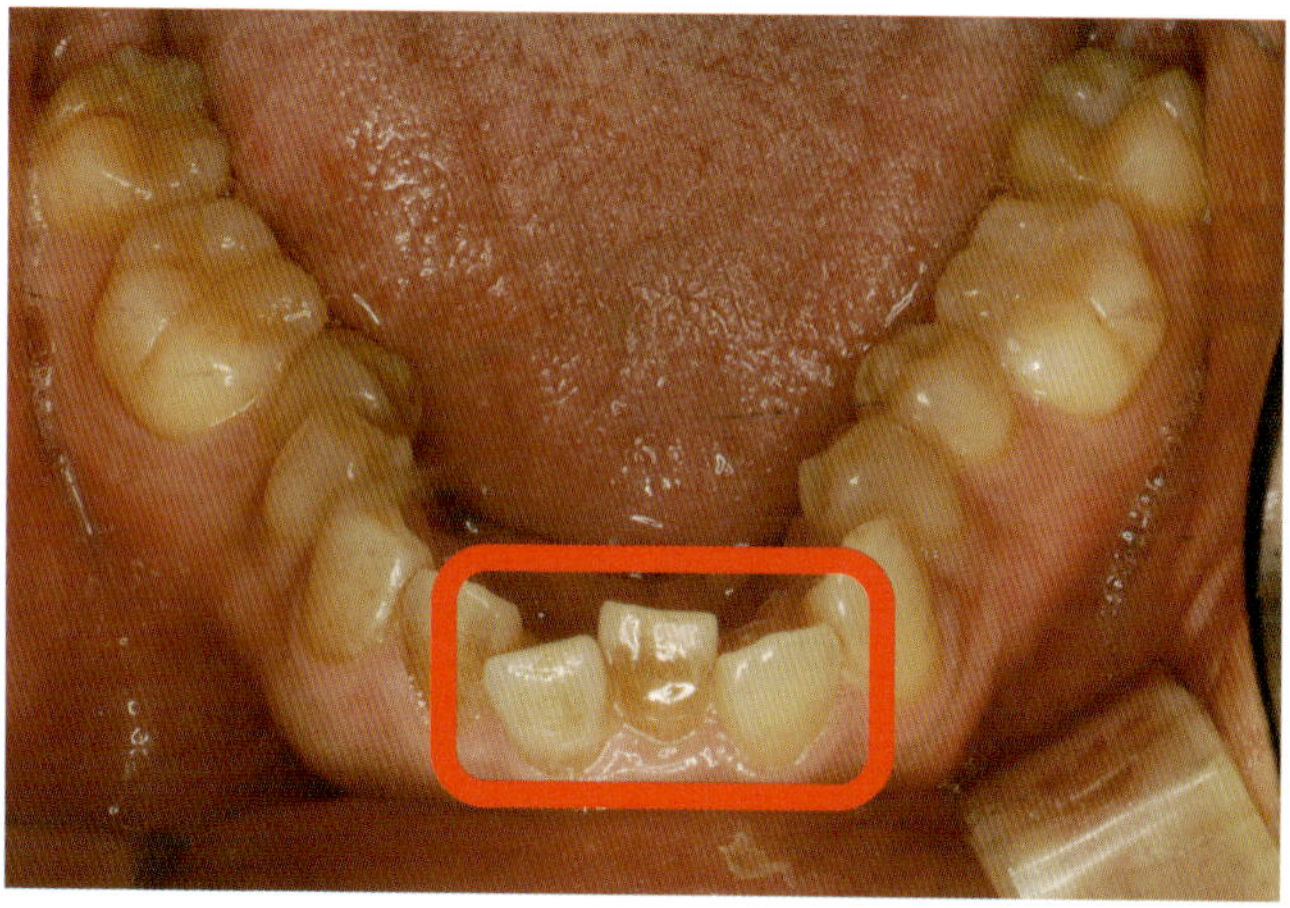

歯並びが悪いことを、歯科においては、「叢生」、もしくは「乱ぐい歯」といいます。現代人は、あごは小さいのに歯は大きいという、非常にアンバランスな状態の人が多く、歯が生えるスペースが足りなくなり、ガタガタの歯並びになってしまうのです。これを、歯科矯正用語で、「ディスクレパシー」といいます。通常、永久歯は犬歯が一番最後に生えてくるため、外側にはじき出されてしまうことがよくあります。これが、日本人に多い「八重歯」です。また、乳歯から永久歯に生え変わる時期に、隙間なく歯が綺麗に並びすぎていると、叢生になります。これは、永久歯が乳歯よりも大きいためです。

④ 歯列からはじき出された歯「列外歯（れつがいし）」

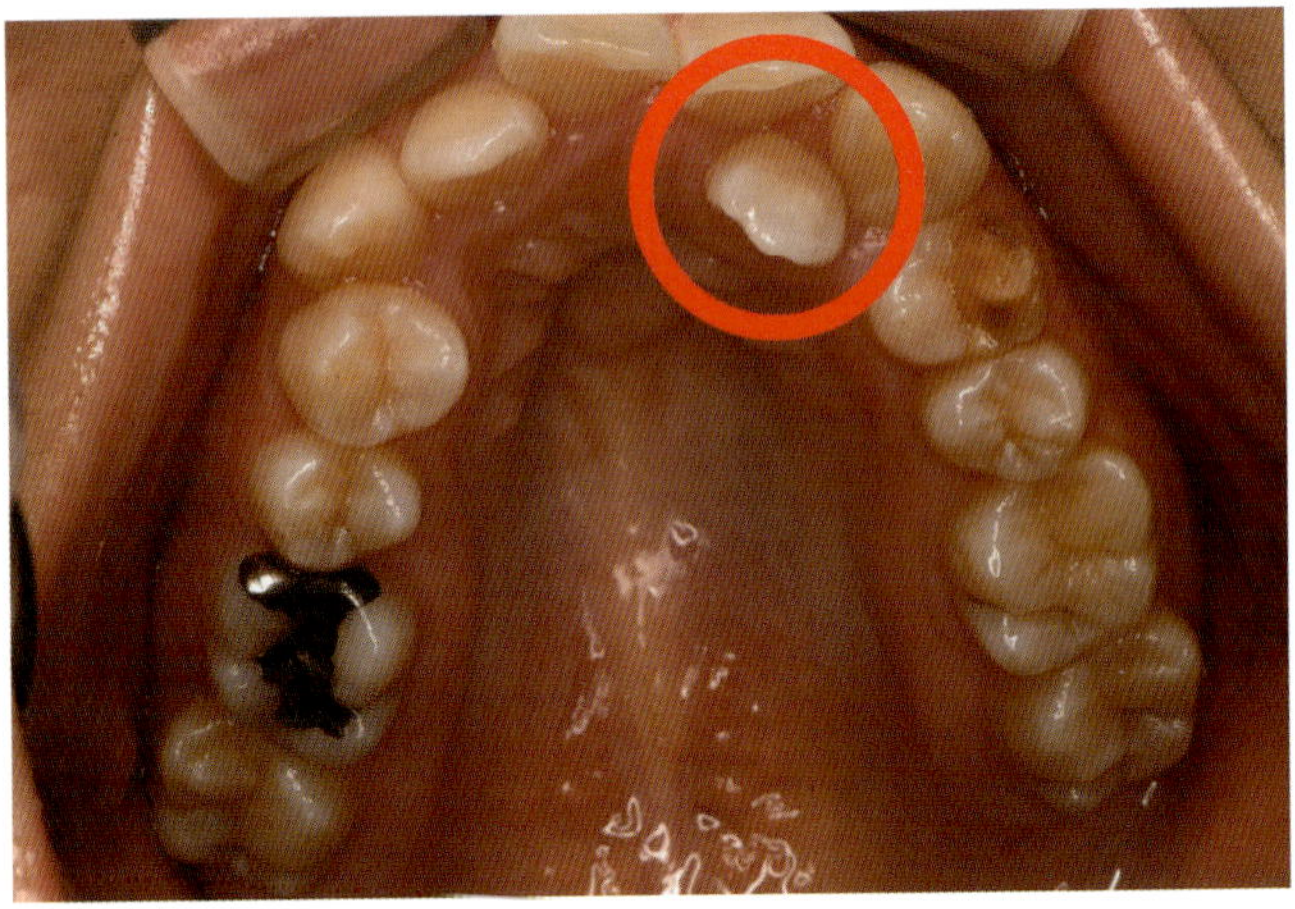

歯が、歯列の外に出ている状態を、「列外歯」といいます。歯並びが悪い「叢生」に含まれますが、これがあると舌が異常に怖がりをみせるため、発声がままなりません。特に、前歯部に列外歯があると「サ行」が､小臼歯部（真ん中あたりの歯）にあると「タ行」が言いにくくなります。また、列外歯は歯と歯が重なりあっているため、歯磨きをしてもブラシの毛先が当たりにくく、歯周病や虫歯になりやすくなります。そのため、完全なる列外歯は、抜歯を選択せざるを得ないケースが多くなります。

⑤ 歯が異様に大きい
「巨大天然歯」

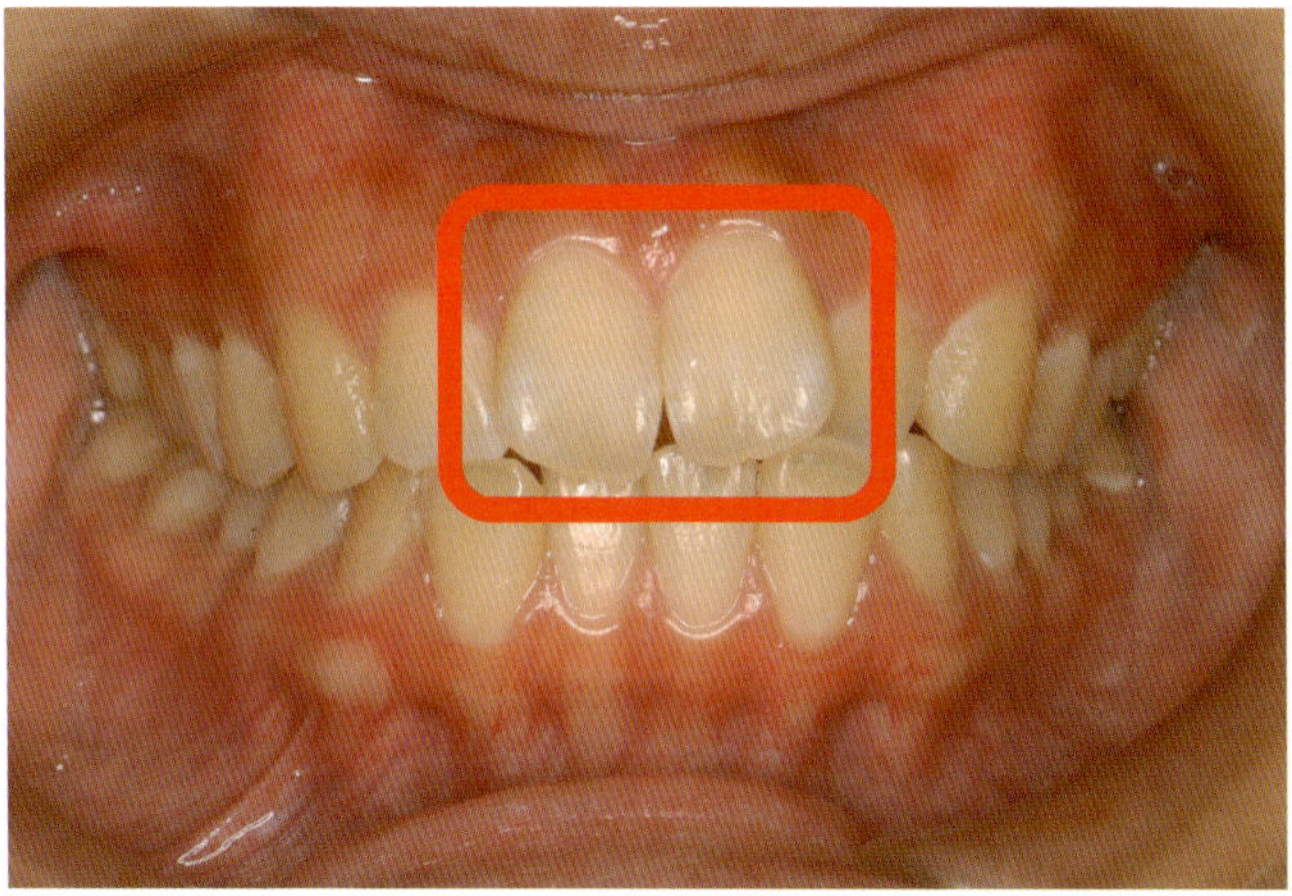

現代の子供たちは、ビーバーのような大きな歯が特徴の子供たちがたくさんいます。ある先生の研究によれば、粉ミルクを飲んで育った幼児にその傾向が顕著にあらわれるようです。実際、私のクリニックで患者さんで聞き取り調査をしたところ、ほとんどの巨大歯を持つ人が、粉ミルクで育ってた人たちでした。現在、粉ミルクは「乳児用調製粉乳たる表示の許可基準」という法律によって基本となる成分と分量が定められていますが、製品によってさらにさまざまな栄養成分が添加されています。また、母乳の場合、離乳期に近づくに従って成分が変化していきますが、粉ミルクの成分は常に一定です。その結果、糖質などの栄養素を過剰に摂ることが、巨大歯につながるのかもしれません。

⑥ 大きすぎる不良なかぶせもの
「巨大あるいは不良な補綴物（ほてつぶつ）」

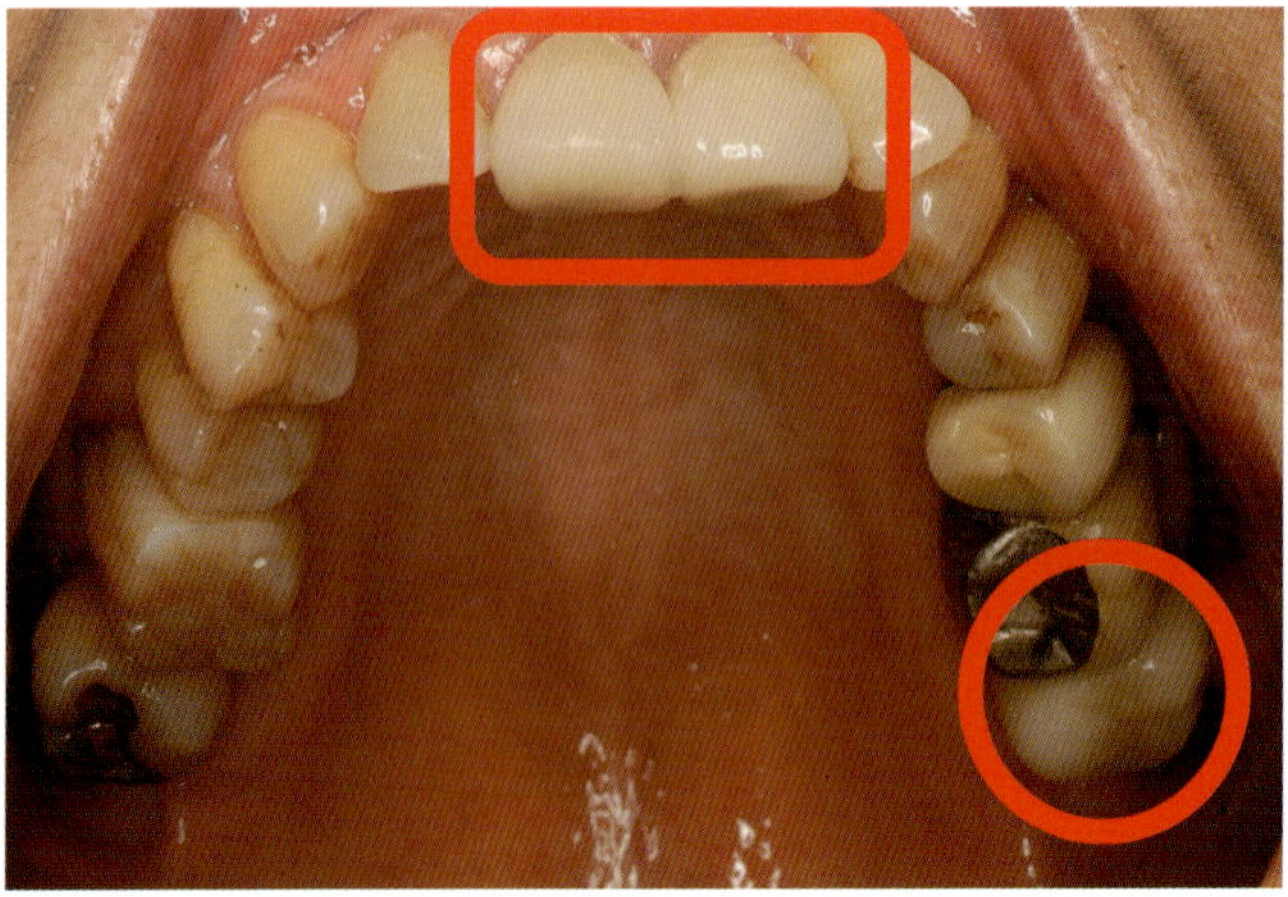

虫歯治療などで歯を削った後に入れる、かぶせもの＝補綴物は、患者さんの歯の大きさに合わせて歯科技工士がつくります。しかし、現代人には巨大歯の人も多いため、「巨大補綴物」となってしまいがちです。残念ながら、歯の大きさに注目する歯科医や歯科技工士はほとんどいないのが現状です。また、通常、補綴物を入れる前に「歯の高さ」を調整するのですが、この調整は非常に難しく、歯科医の腕が問われます。たとえ、装着時の調整が完璧でも、その後歯が自ら浮き上がってくることもあります。その結果、歯の高さに段差ができる“咬み合わせ不良”も舌の脅威となります。

⑦ ローテーション
（歯の回転）

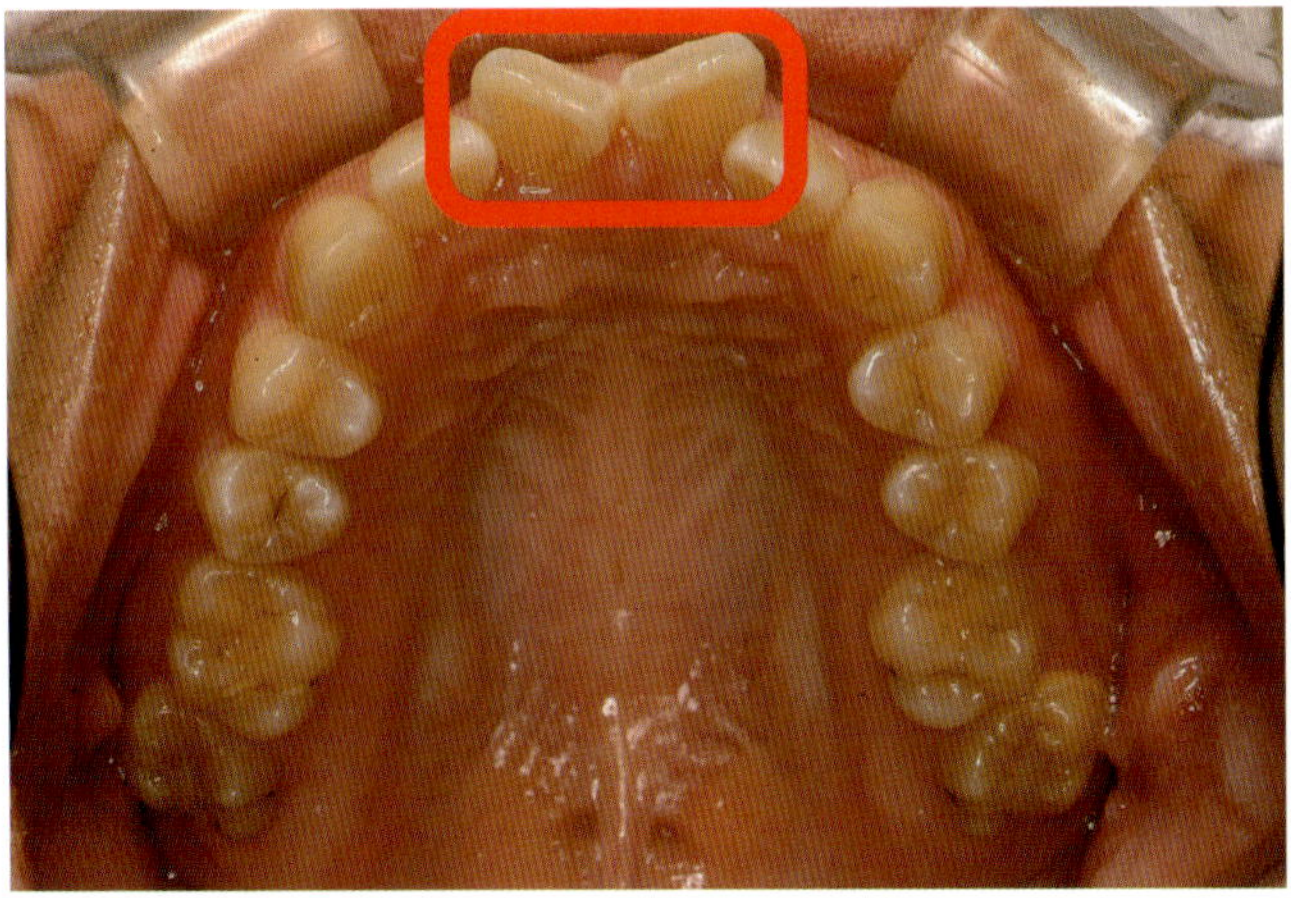

歯がウィング状に回転している状態を、「ローテーション」といいます。これは、特に前歯がビーバーのように大きい人がなりやすく、上下顎の前歯に多くみられます。歯が大きいために、歯列から押し出され、回転がかかってしまうのです。歯は常にプレート移動しているため、年齢を重ねて、押し出される形で回転してしまうケースもあります。

ローテーションしている歯は、前は唇の後ろを突き、後ろは舌の邪魔になることが多く、これも発声障害や腰痛を引き起こします。

⑧ 重度の虫歯による
「歯のカケ・喪失」

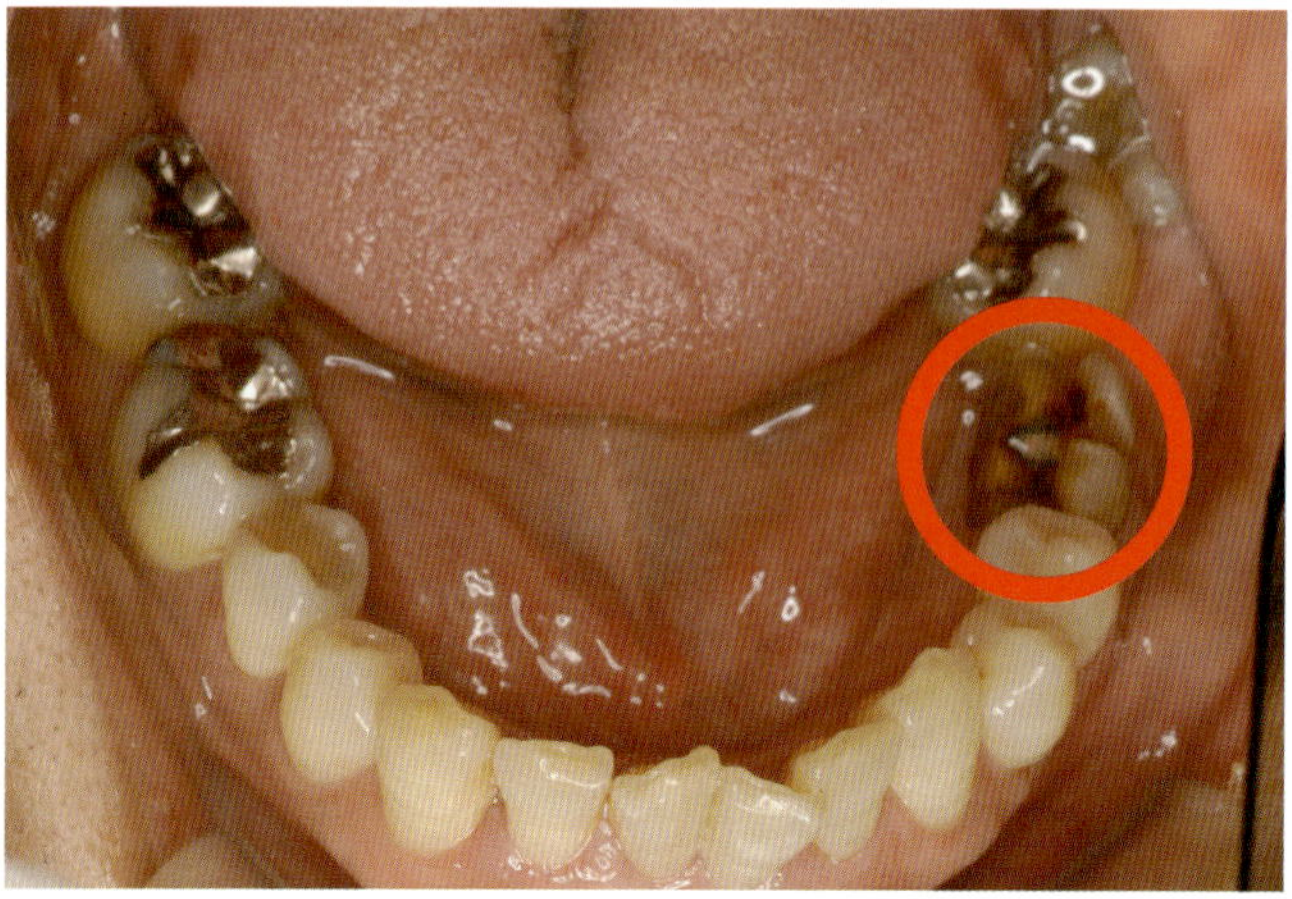

虫歯を放置して歯が欠けてしまった場合も、舌にとって恐ろしい「歯牙鋭縁」になります。すると、舌は自らを守るため、逃げ惑います。また、歯が抜けたままの状態にしておくと、その隙間へと舌が逃げることがあります。舌は縦横無尽に動くことができるため、楽なほう、楽なほうへと逃げてしまうのです。また、歯は私たちが知らない間に徐々に移動していますから、特に歯を抜けたままにしておくと、歯並びや咬み合わせにも影響します。虫歯を放置したり、歯が抜けたまま放置しておくと、あごや首がずれ、体全体のゆがみにつながります。いずれにせよ、虫歯は早期発見・早期治療を心がけましょう。

⑨ 親知らず

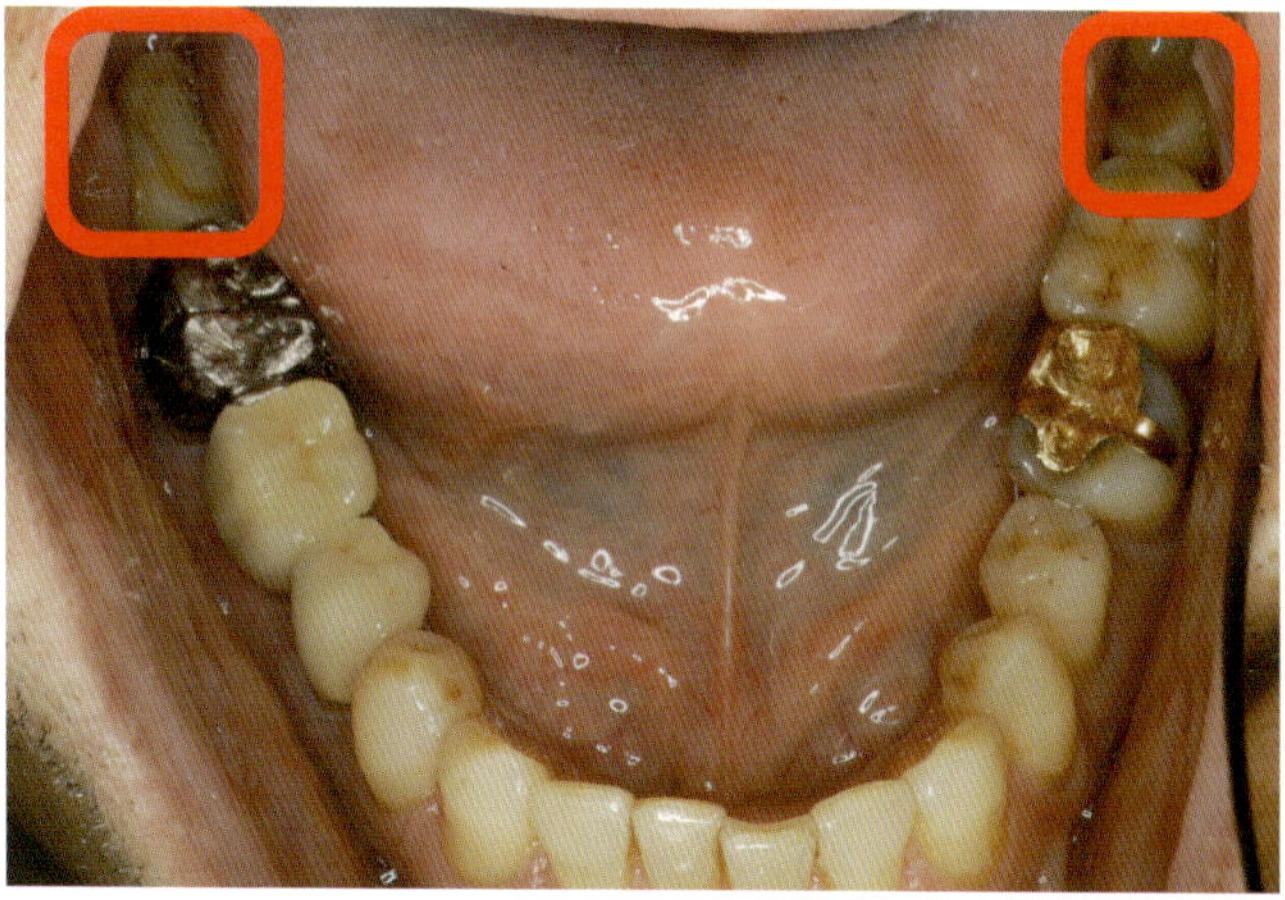

ほとんどの現代人には、親知らずが生えるスペースがありません。そのため、一番最後に遅れて出てきた親知らずは、ほとんどのケースで「舌側傾斜」あるいは「頬側傾斜」により、舌や頬粘膜を傷つけます。まっすぐに生えていて、なおかつ上下がキチンと咬み合っている場合は、残すことをすすめるケースもありますが、歯に迷惑をかけたり炎症を起こしたりする場合は抜歯対象となります。例外として、骨の中に埋まって出てこないケースもあり、これは骨の一部とみなしてそのままにすることがあります。

⑩ すべての入れ歯による舌刺激

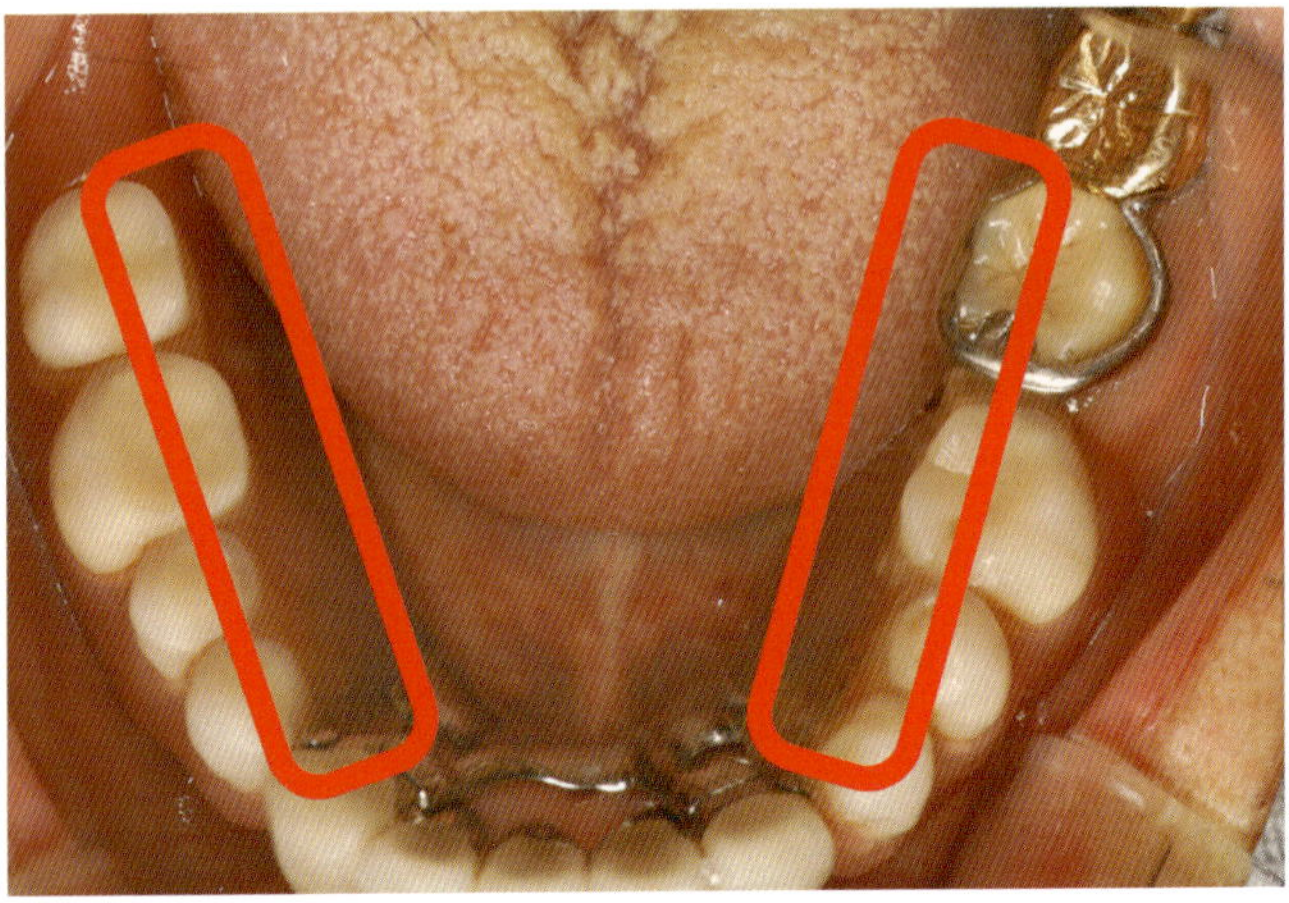

「義歯」とは入れ歯のことです。入れ歯を固定するためのバネやプラスチック、厚みのある義歯は、舌にとって大きな「危険物」でしかありません。ヒューマン・スケールの人でも、もし義歯を入れたら、チンパンジー・スケールになってしまうほど、舌の居場所は狭くなってしまいます。そのため、初めて義歯を入れると、ほとんどの人は窮屈な感じがします。たいていは次第に慣れていってしまいますが、舌や体は我慢して耐えているだけ。実際、義歯を削って、舌の居場所を広げたことで、膝の痛みが解消したり、体が楽になった方も多数いらっしゃいます。

⑪ 巨大舌（きょだいぜつ）

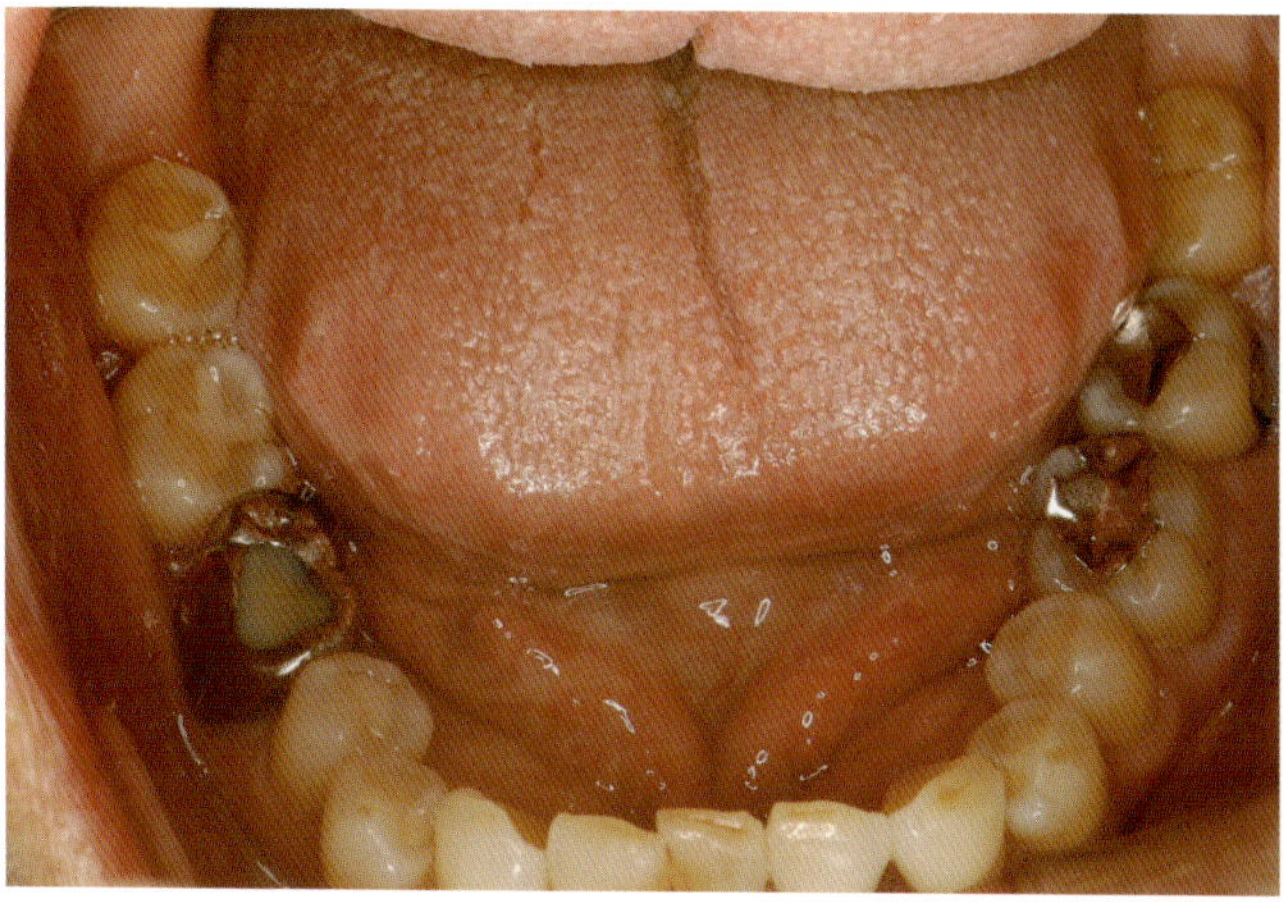

舌にストレスを与えるのは、「あごの形」や「歯の状態」ばかりではありません。実は、メタボや水分の取りすぎにより、舌そのものが巨大化し、舌が自分から歯に押し寄せているような状態になることがあります。この場合、歯科医にできることは、歯を削って舌の居住スペースを広げるという処置だけ。しかも、歯を削れる範囲は限られていますから、多少削っても、すぐにまた舌が歯に押し寄せてきてしまい、あまり意味がありません。

私の経験上、男性のメタボの方は巨大舌になりやすいようです。適度な運動と食事を心がけ、自分の体をメンテナンスして、舌が巨大化・肥大化しないよう心がけてください。

⑫ 頬粘膜ストレス

今まで舌の話をしてきましたが、頬粘膜も歯に多大なる影響を受けています。写真のように、外に向いて生えている歯牙は、口を開けたときに内側の粘膜（頬粘膜）をこすります。頬粘膜は頬粘膜がんになりたくないため、そこで開口をストップします。この後ろに親知らずがある場合、開口障害を惹起します。

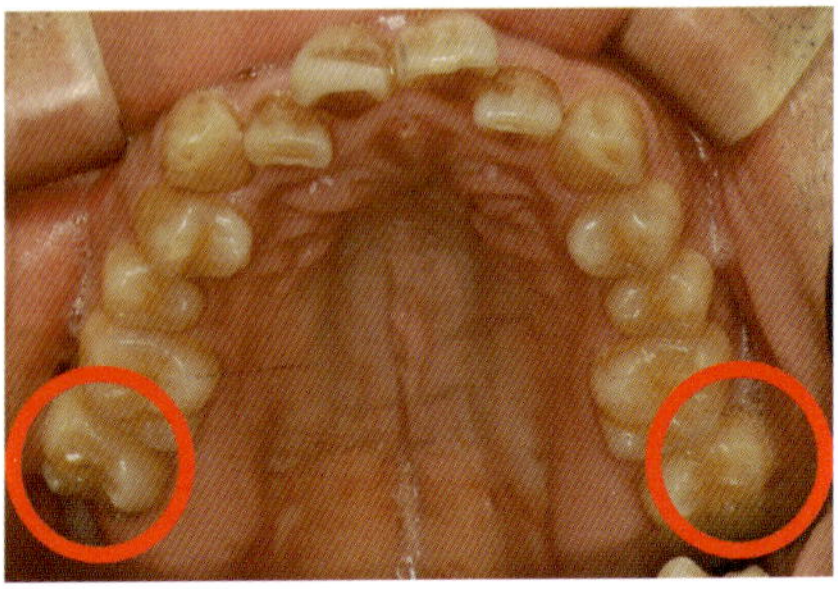

⑬ リップストレス

前歯がガタガタした叢生（乱ぐい歯）だったり、回転したりすると、唇の裏側に歯が当たり、不良の刺激となります。それがリップストレスです。上の前歯が長くて、下の唇を刺しているケースも、これに含まれます。

⑭ 咬合ストレス

咬み合わせが高い歯が１本でもあると、あごの位置はずれてしまいます。歯科治療で入れた、かぶせものや詰めものが原因のことが多いですが、現代人は噛む回数が少ないため、天然歯でも高い人が多いです。前歯が当たる前歯部咬合ストレスも、これに含まれます。